Alpha Pamela Sanchéz Valle
Marcela Autran Martínez
Gabriel Eduardo Acevedo Jiménez

A resposta imunitária do gato à infeção pelo FeLV

Alpha Pamela Sanchéz Valle
Marcela Autran Martínez
Gabriel Eduardo Acevedo Jiménez

A resposta imunitária do gato à infeção pelo FeLV

Resposta imunitária a diferentes tipos de infeção pelo vírus da leucemia viral felina

ScienciaScripts

Cover image: www.ingimage.com

This book is a translation from the original published under ISBN 978-613-9-41116-0.

Publisher:
Sciencia Scripts
is a trademark of
Dodo Books Indian Ocean Ltd. and OmniScriptum S.R.L publishing group

120 High Road, East Finchley, London, N2 9ED, United Kingdom
Str. Armeneasca 28/1, office 1, Chisinau MD-2012, Republic of Moldova, Europe
Printed at: see last page
ISBN: 978-620-8-11354-4

A resposta imunitária do gato à infeção pelo vírus da leucemia viral felina

Alfa Pamela Sanchez Valle

Dra. Marcela Autran Martínez

Dr. Gabriel Eduardo Acevedo Jiménez

ÍNDICE

1. RESUMO 4
2. INTRODUÇÃO 6
3. OBJECTIVOS 9
3.1. OBJECTIVO GERAL 9
3.2. OBJECTIVO ESPECÍFICO 9
4. JUSTIFICAÇÃO 10
5. MATERIAIS E MÉTODOS 11
6. REVISÃO DA LITERATURA 12
6.1. EVOLUÇÃO DO VÍRUS 12
6.2. DESCOBERTA 12
6.3. ESTRUTURA GENÉTICA 12
6.4. DIVERSIDADE GENÉTICA DA FeLV 15
6.4.1. forma endogénica do felv 15
6.4.2. forma exógena de felv 16
6.4.2.1. SUBGRUPO A 18
6.4.2.2. SUBGRUPO B 18
6.4.2.3. SUBGRUPO C 18
6.4.2.4. SUBGRUPO T 19
6.4.2.5. NOVOS SUBGRUPOS 19
6.5. TRANSMISSÃO 20
6.6. EVOLUÇÃO DA INFECÇÃO 21
6.7. resposta imunitária ao vírus felv 25
6.7.1. IMUNIDADE INATA 27
6.7.1.1. SISTEMA TEGUMENTAR 27
6.7.1.5. FACTORES FÍSICOS E QUÍMICOS 34
6.7.1.6. FACTORES MOLECULARES 41
6.7.1.6.1.4. INTERFERÃO 43
6.7.1.6.1.5. RECEPTORES DO TIPO TOLL (TLR) 45
6.7.1.6.1.6. COMPLEXO PRINCIPAL DE HISTOCOMPATIBILIDADE (MHC) 46
6.7.1.7. FACTORES CELULARES 46
6.7.1.7.1.4. CÉLULAS CITOTÓXICAS 49
6.7.2. ÓRGÃOS E CÉLULAS DA RESPOSTA IMUNITÁRIA 49
6.7.2.1. PRIMÁRIA: TIMO, MEDULA ÓSSEA 50

6.7.2.1.1. TIMO 50
6.7.2.1.2. MARROLA ÓSSEA...51
6.7.2.2. ÓRGÃOS LINFÓIDES 51
6.7.2.2.1. LYMPHONODS 51
6.7.2.2.2. COPO..52
6.7.3. IMUNIDADE MEDIADA POR CÉLULAS..52
6.7.3.1. IMUNIDADE HUMORAL...53
6.7.4. TESTES DE DIAGNÓSTICO...54
6.7.5. ONCOGÉNESE VIRAL ASSOCIADA AO FELV 58
6.7.6. VACINAS E VACINAÇÃO..60
6.7.6.1. FACTORES A CONSIDERAR NO ESTABELECIMENTO DE UM CALENDÁRIO DE VACINAÇÃO..60
6.7.6.2. VACINAS DISPONÍVEIS NO MÉXICO...61
6.7.6.3. SUGESTÕES PARA UM PROTOCOLO DE VACINAÇÃO 63
7. CONCLUSÃO 65
8. REFERÊNCIAS 66

1. RESUMO

Neste estudo, foi efectuada uma revisão da literatura sobre a resposta imunitária à infeção pelo vírus da leucemia viral felina (FeLV), tendo sido recolhida informação sobre vários aspectos da resposta imunitária humoral e celular em resultado da interação do gato com o vírus FeLV. A resposta imunitária deve ser eficaz e específica a partir do momento em que o gato entra em contacto com o vírus. A imunidade celular e humoral são responsáveis pelo controlo da infeção e cada uma delas tem a sua própria forma de atuar contra o vírus, uma vez que se sabe que os anticorpos impedem a propagação do vírus e estabelecem a resistência à infeção, A imunidade celular é responsável pela eliminação das células já infectadas e protege contra o desenvolvimento da infeção latente, pelo que a qualidade e a magnitude de ambas determinarão o curso da infeção. No entanto, os retrovírus podem alterar estes mecanismos, uma vez que infectam principalmente linfócitos e células da medula óssea, alterando a sua função; No entanto, o resultado da interação com o vírus não se baseia apenas na resposta imunitária, uma vez que factores específicos do vírus, como o subtipo e a concentração viral, podem influenciar o resultado; Se a resposta imunitária for eficaz e a exposição ao FeLV for baixa, a replicação do vírus pode ser interrompida e não há viremia, ou o vírus pode ser isolado e replicar-se num único tecido, resultando numa infeção abortiva ou focal, a resposta imunitária tardia, mas eficaz, em que o vírus não infecta a medula óssea e a viremia termina, resultará numa infeção regressiva, em que o vírus não é eliminado, mas permanece latente e em risco de reativação no caso de um evento imunossupressor; se o sistema imunitário tiver uma resposta deficiente ou estiver ausente, o hospedeiro desenvolve uma infeção progressiva com viremia persistente e desenvolvimento de doenças associadas ao FeLV que podem ser fatais. Não existe um tratamento específico para tratar os doentes com FeLV, no entanto, o rFeINF-ω é utilizado em gatos infectados e, segundo a teoria, modula a resposta inata e afecta o ciclo de replicação do FeLV. O vírus afecta uma variedade de aparelhos e sistemas no corpo do gato e apresenta diferentes doenças, a mais comum das quais é o desenvolvimento de tumores, que foram descritos em vários órgãos de gatos infectados. Ainda não se sabe até que ponto o FeLV pode estar envolvido no desenvolvimento de tumores em doentes negativos para o FeLV, uma vez que os testes imuno-histoquímicos não são habitualmente efectuados nestes doentes. É comum na prática clínica que os testes POC sejam realizados em gatos saudáveis e doentes, no entanto, um resultado positivo ou negativo não é o fim do diagnóstico, uma vez que deve ser tido em conta que pode haver um erro no teste, além disso, os factores de risco de cada indivíduo devem ser considerados, por esta razão, recomenda-se a repetição do teste ou a realização de PCR para determinar se o gato está infetado e, em caso afirmativo, para saber qual é o curso da infeção. Conhecer o estado retroviral e os factores de risco do gato ajudar-nos-á a estabelecer um estado imunológico individualizado e um calendário de vacinação de modo a proporcionar proteção ao gato.

2. INTRODUÇÃO

O sistema imunitário é um dos componentes mais complexos e diversificados de um ser vivo e o seu principal objetivo é proporcionar proteção contra a variedade de agentes infecciosos responsáveis pela morbilidade e mortalidade; é capaz de responder, com diferentes graus de eficácia, a agentes patogénicos bacterianos, virais, fúngicos, protozoários e helmínticos. O sistema imunitário é composto por células efectoras especializadas que detectam e respondem a células estranhas, antigénios e outros padrões moleculares que não se encontram nos tecidos (Barret et al., 2016)O sistema imunitário está envolvido em processos inflamatórios e de reparação de tecidos e pode iniciar respostas a células anormais que surgem durante a transformação neoplásica ou que podem ser transplantadas inadequadamente para o corpo. Um sistema biológico tão potente requer uma gestão cuidadosa e um conjunto abrangente de mecanismos reguladores para garantir que as respostas imunitárias são inactivadas quando não são necessárias, de modo a não causarem danos não intencionais nos tecidos normais do corpo. (Day & Schultz, 2014). Entre os animais domésticos, o sistema imunitário do cão e do gato só foi examinado em pormenor em tempos relativamente recentes; o cão como modelo para a cirurgia de transplante, e o gato como modelo para o estudo da neoplasia induzida por vírus (vírus da leucemia felina [FeLV]) ou da imunodeficiência (vírus da imunodeficiência felina [FIV]), levaram à aplicação de técnicas celulares e moleculares para caraterizar facetas básicas do sistema imunitário (Day, 2012).

As infecções causadas pelos retrovírus felinos provocam profundos desequilíbrios no sistema imunitário, pois são vírus que infectam principalmente linfócitos e células de diferentes linhagens da medula óssea, alterando a sua funcionalidade. (Porras M, 2007).

O FeLV é um retrovírus do género *Gammaretrovirus* que afecta todos os gatos domésticos em todo o mundo. A sua estrutura viral é constituída por um envelope, um núcleo e um nucleocapsídeo. Todos os genomas de retrovírus contêm três genes chamados *gag*, *pol* e *env* (gp70 e p15e), que codificam proteínas muito importantes para o vírus. (Palmero & Carballés Pérez, 2010)..

Nos gatos domésticos (*Felis catus*), o FeLV foi classificado com base em evidências de interferência, neutralização viral e capacidade de replicação em tecidos não felinos, em três subgrupos principais: A, B, C e um quarto grupo-T; recentemente associado a linfócitos T e relacionado com processos de imunodeficiência devido ao seu tropismo para receptores linfocitários; de todos os subgrupos mencionados, o subgrupo A do FeLV (FeLV-A) é o único contagioso de gato para gato na natureza. (Calle R et al., 2013; Collado A, 2017) que foi descrito até à data.

A patogénese do FeLV é muito complexa e, ao contrário da imunodeficiência felina (FIV), a evolução do FeLV é altamente influenciada pela capacidade de resposta imunitária do gato, podendo mesmo o FeLV ser eliminado nas fases iniciais da infeção. (Porras M, 2007).

A resposta imunitária ao FeLV desenvolve-se após a exposição viral, no entanto, o hospedeiro mantém um equilíbrio delicado entre o vírus e a célula, levando à resistência do hospedeiro à infeção persistente. A maioria dos gatos expostos ao FeLV desenvolve uma infeção temporária, com ou sem viremia transitória, e recupera completamente ou estabelece uma infeção latente. Tanto as respostas imunitárias humorais como as mediadas por células são importantes para o controlo da infeção (Mizayawa, 2002).

Normalmente, a resposta humoral desenvolve-se nas primeiras semanas (4ª-8ª) após a infeção. Nesta resposta, o anticorpo anti-gp70 é específico do subgrupo e resulta na neutralização viral e na imunidade à reinfeção, impedindo a ligação do vírus ao recetor celular. (Calle R et al., 2013; Porras M, 2007).. Por outro lado, foi demonstrado que a proteína p15 interfere com a resposta imunitária celular do hospedeiro, facilitando assim a persistência viral. Recentemente, foi descrito que a sua função imunossupressora é de grande importância *in vivo*, inibindo mesmo o correto desenvolvimento da imunidade humoral pós-vacinação (Adams et al., 1979; Calle R et al., 2013). . Uma proteína não viral detectada na infeção por FeLV é o antigénio FOCMA (*Feline Oncornavirus Cell Membrane Antigen*); em alguns gatos esta proteína é expressa na superfície de linfócitos B ou T infectados e malignos (linfossarcoma); o sistema imunitário é capaz de reconhecer esta proteína, formar anticorpos protectores e destruir as células que a expressam, reduzindo assim a probabilidade de desenvolvimento de tumores linfocitários, mas não de outras condições relacionadas com a doença (Collado A, 2017). (Collado A, 2017).

A resposta imune celular é também necessária para o controlo da replicação e eliminação viral, tendo sido demonstrado que os linfócitos T CD8+ citotóxicos aparecem uma a duas semanas após a infeção e antes do aparecimento de anticorpos neutralizantes (Mizayawa, 2002; Porras M., 2007). (Mizayawa, 2002; Porras M, 2007)..

3. OBJECTIVOS

3.1. OBJECTIVO GERAL

Compilar um compêndio de informação científica relevante para explicar e descrever todos os possíveis aspectos envolvidos na resposta imunitária dos gatos à infeção pelo FeLV, permitindo uma visão mais ampla dos diferentes factores envolvidos nesta doença.

3.2. OBJECTIVO ESPECÍFICO

Recolher as informações disponíveis sobre a interação hospedeiro/hospedeiro dos gatos que entram em contacto com o FeLV, descrever os possíveis resultados da interação do gato com o vírus, bem como os métodos para diagnosticar corretamente o curso da infeção; compilar as condições mais comuns observadas em pacientes infectados e propor um calendário de vacinação contra o FeLV com base nos factores de risco para cada gato, a fim de permitir que outros clínicos consultem esta investigação e as fontes bibliográficas citadas, para obterem uma melhor compreensão da doença e, eventualmente, continuarem o trabalho realizado.

4. JUSTIFICAÇÃO

Esta revisão da literatura fornecer-nos-á um compêndio de informações sobre a interação entre o vírus e o sistema imunitário do gato, compreendendo como a resposta imunitária é desencadeada, que células e moléculas estão envolvidas e como estas interações influenciam o curso da doença, uma vez que tal é essencial para o desenvolvimento de estratégias de prevenção e diagnóstico de uma doença viral altamente contagiosa e que é uma das principais causas de doença e morte nos gatos.

5. MATERIAIS E MÉTODOS

Foi realizada uma série de procedimentos consecutivos de acordo com o método científico aplicado a uma revisão documental, incluindo a seleção do tema, a planificação do trabalho, a recolha de informação e a redação do trabalho de investigação, de acordo com o descrito no índice; recolha de informação científica em livros, fontes principais e bases de dados biomédicas. Foram utilizados os artigos e documentos mais relevantes relacionados com o tema desta investigação.

6. REVISÃO DA LITERATURA

6.1. EVOLUÇÃO DO VÍRUS

Em 1975, Benveniste, Sherr e Todaro, realizaram um estudo que mostrou que as sequências de genes relacionados com o FeLV são encontradas apenas no ADN celular de quatro membros do género *Felidae*, nomeadamente o gato doméstico livre de agentes patogénicos (*Felis catus*), o gato da selva (*F. chaus*), o gato da areia (*F. margarita*) e o gato selvagem europeu (*F. sylvestris*). (Willet & Hoise, 2013)Teoriza-se que estes genes foram introduzidos após uma infeção transespecífica com um *Gammaretrovírus* de roedor, uma vez que o ADN celular destes contém sequências virogénicas relacionadas (Benveniste et al., 1975).. Os genes retrovirais podem ser transferidos naturalmente entre mamíferos aparentados, incorporados nas suas linhas germinativas e herdados como genes celulares (Benveniste & Todaro, 1975). (Benveniste & Todaro, 1982)..

6.2. DESCOBERTA

Em 1964, William Jarrett e colaboradores observaram achados histopatológicos de partículas semelhantes ao vírus da leucemia murina no linfossarcoma de um gato que vivia num gatil onde os animais desenvolveram linfomas malignos, descobrindo assim o FeLV, e pensava-se que os tumores eram a principal consequência da infeção pelo FeLV, mas sabe-se agora que esta é uma das muitas manifestações que o FeLV pode causar. (Crawford et al., 1964; News, 2019)..

6.3. ESTRUTURA GENÉTICA

O FeLV é um retrovírus de molécula de RNA linear de cadeia simples de 8,3 kb que pertence à família *Retroviridae* do género *Gammaretrovirus* (Guliukina et al., 2019; Neil, 2010).. Todos os genomas de retrovírus contêm três genes essenciais chamados *gag*, *pol* e *env* que codificam proteínas importantes para o vírus, flanqueados por repetições terminais longas (LTR) em cada extremidade e possuem a informação necessária para a iniciação e terminação da expressão genética, o LTR dos vírus da leucemia, desempenha um papel crítico no tropismo tecidual e no potencial patogénico dos vírus (Abujamra et al., 2006).. O gene *gag* (antigénio específico do grupo) transporta a informação necessária para codificar as proteínas estruturais internas do vírus, p15 (proteína da matriz, MA), p12 (função desconhecida), p27 (proteína do capsídeo, CA) e proteína do nucleocapsídeo p10, NC); o gene *pol* (polimerase) codifica proteínas com atividade enzimática necessária para a replicação viral, p14 (protease, PR), p80 (transcriptase reversa, RT) e p46 (integrase, IN) e o gene *env* (envelope) codifica os diferentes componentes do envelope, gp70 (unidade de superfície, SU) e p15e (proteínas transmembranares, TM) que afectam a função normal dos linfócitos (**Figura 1**). (Mizayawa, 2002). A glicoproteína gp70 determina os três principais subgrupos do FeLV: A, B e C e está envolvida na indução de imunidade específica, pois é o principal alvo da resposta imune humoral (Willet & Hoise, 2013). (Willet & Hoise, 2013).

A estrutura viral do FeLV é constituída por um envelope, um núcleo e um nucleocapsídeo. No núcleo encontra-se o ARN de cadeia simples que, após a introdução nas células hospedeiras, é transcrito em ADN, que é integrado no genoma do hospedeiro com a ajuda da enzima transcriptase reversa, uma vez sintetizada uma cópia de ADN do genoma de ARN, e integrado com a ajuda da integrase no genoma da célula-alvo como um provírus (**Figura 2**) (Willet & Hoise, 2013).(Willet & Hoise, 2013)Quando a célula com o provírus integrado se divide, as células filhas recebem o ADN do vírus integrado, fazendo com que a infeção se mantenha constante e só possa ser eliminada se todas as células com o provírus forem destruídas. Isto torna a terapia contra as infecções por FeLV muito complicada, uma vez que não só tem de ser destinada a restringir a formação de partículas virais infecciosas e a prevenir novas infecções, mas também a destruir as células já infectadas. (Palmero & Carballés Pérez, 2010) (Collado A, 2017).

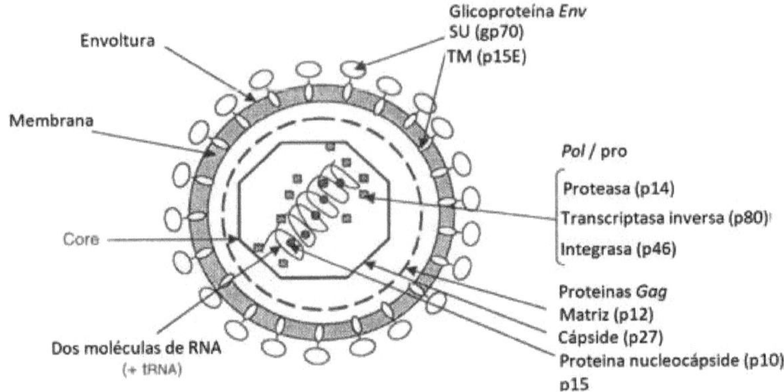

Figura 1: Estrutura do FeLV. *Env* codifica as glicoproteínas de superfície e transmembranares, os genes *gag* e *pro* codificam as proteínas do capsídeo e da protease, respetivamente. Modificado de (Poulet et al., 2003)..

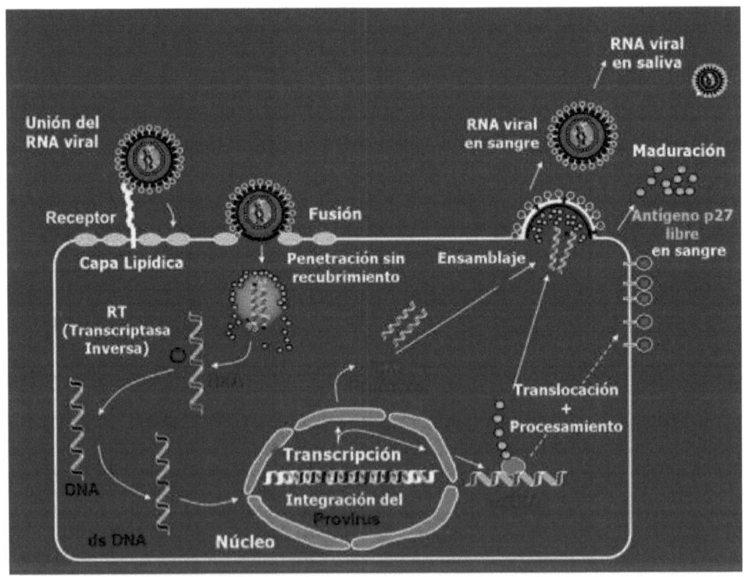

Figura 2. Replicação do FeLV. Depois de o FeLV se ligar e fundir com a célula hospedeira, o ARN viral é libertado e convertido em ADN viral. O ADN viral é transferido para o núcleo da célula durante a divisão celular, onde é integrado no ADN genómico do hospedeiro com a ajuda de uma integrase, passando a ser designado por ADN proviral. Quando a célula se torna ativa, são produzidos novos ARNs e proteínas virais, que se juntam na membrana da célula hospedeira para construir novas partículas virais que são libertadas no sangue e na saliva. Para além das partículas virais, o antigénio solúvel do capsídeo p27 do FeLV é também excretado no sangue e pode ser detectado por testes laboratoriais ELISA e testes rápidos (Hartmann & Hofmann-Lehmann, 2020)..

6.4. DIVERSIDADE GENÉTICA DA FeLV

Existem duas formas de FeLV, endógenas (enFeLV) que não causam doenças, mas são relevantes para a biologia do FeLV (Chiu et al., 2018). (Chiu et al., 2018); e a forma exógena (exFeLV) que tem 5 subgrupos: A, B, C, D e T com diferentes receptores. O FeLV-A é a forma transmissível mais abundante e dois subtipos foram criados a partir dele, pois sua recombinação com um vírus endógeno de gato doméstico resultou no FeLV-B, e mutações que se acumularam no gene *env* do FeLV-A levaram ao aparecimento do FeLV-C (Guliukina et al., 2019).. O FeLV-T é um vírus quimérico resultante da recombinação entre os vírus 61E e 61C (Chiu et al., 2018).

6.4.1.forma endogénica do felv

Os retrovírus requerem a integração do seu genoma no cromossoma do hospedeiro para completar o seu ciclo, este provírus no genoma não é transmitido à descendência. (López-Goñi, 2015)No entanto, se o retrovírus infetar uma célula germinal, o provírus pode ser herdado como um gene celular e estar presente no genoma da descendência, se o gâmeta transportar o ADN do vírus, após a fertilização todas as células do novo embrião transportarão o provírus no seu genoma. Isto acontece há milhões de anos em muitos organismos e é designado por Retrovírus Endógenos (ERV), que se tornaram "fossilizados" no genoma. Trata-se de uma transferência "vertical" do vírus, do progenitor para a descendência, que permite a "fixação" destes ERVs na população. (Feschotte & Gilbert, 2012)..

[1]No género *Felis*, os enFeLVs, que são uma réplica do provírus defeituoso, são 86% semelhantes aos exFeLV ao nível dos nucleótidos e as diferenças entre eles residem em *gag* e *env*, inserções e deleções (INDELs), frameshifts, mutações sem sentido e alterações nas regiões, mutações e alterações nas regiões 3' únicas do LTR, como se mostra na **Figura** 3 (Chiu et al., 2018). [2]A expressão do DNA pró-viral é restrita a transcritos subgenómicos que impedem a montagem do vírus infecioso. No entanto, os fragmentos de DNA do enFeLV podem recombinar-se com o FeLV exógeno, resultando em vírus recombinantes, como é o caso do FeLV-B. Foi sugerido que os enFeLV podem estar envolvidos na infeção retroviral exógena, quer suprimindo a replicação do vírus exógeno, quer aumentando a infeção viral exógena (Guliukina et al., 2019)..

6.4.2.forma exógena de felv

É transmitido horizontalmente, pode replicar-se e tem os 5 subgrupos principais e, tal como explicado sucintamente no tópico "Diversidade genética do FeLV", os subgrupos surgem durante a replicação do vírus devido a erros durante a transcrição e a recombinação com FeLVs no genoma; os subgrupos distinguem-se geneticamente por diferenças no gene *env* e funcionalmente pela interação

[1] "Indel" é um termo geral que pode referir-se à inserção, deleção ou inserção e deleção de nucleótidos no ADN genómico. Alguns tipos de alterações do ADN, incluindo inserções/deleções (indels), não são necessariamente o resultado direto de danos no ADN, *por si só*. Em vez disso, os indels podem ter origem em erros da polimerase do ADN ou na reparação incorrecta do ADN após danos genéticos. Sehn, J. K. (2015). Inserções e deleções (Indels). Em S. Kulkarni & J. Pfeifer (Eds.), *Clinical Genomics* (1ª ed., pp. 130-148). Academic Press. .

[2] Trata-se de fragmentos do genoma que, embora não possuam parte da informação contida no ARN do vírus, conservam todos os genes necessários para a auto-replicação, ou seja, os genes das proteínas e os genes dos elementos genómicos do próprio vírus necessários para a replicação e a tradução. Desta forma, são capazes de produzir novas moléculas subgenómicas que, por sua vez, podem continuar a replicar-se, embora não sejam capazes de dar origem a vírus infecciosos completos. Puig-Basagoti, F., & Saíz, J. C. (2001). Replicons subgenómicos do vírus da hepatite C (HCV): novas expectativas para a profilaxia e o tratamento da hepatite C. *Gastroenterology and Hepatology*, *24*(10), 506-510.

com diferentes receptores da célula hospedeira para a entrada (**Quadro 1**). (Ahmad & Levy, 2010).

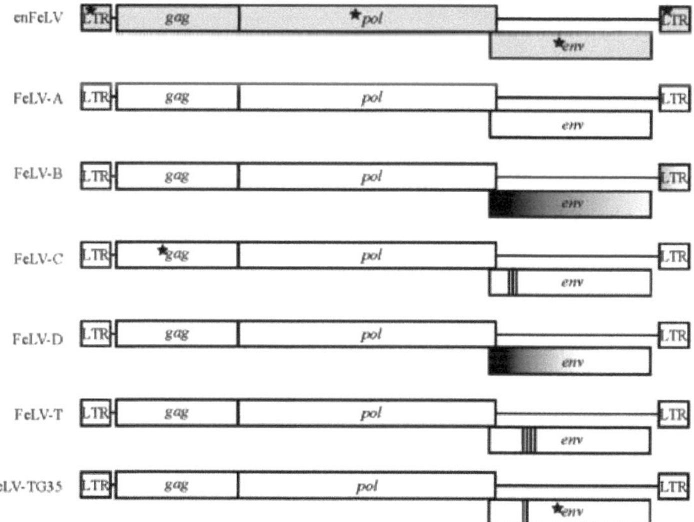

Figura 3. Mapa genómico dos subgrupos do FeLV. Seis subgrupos diferentes de FeLV foram associados a diferentes resultados de doença que diferem genética e biologicamente do FeLV endógeno (enFeLV). O enFeLV é o mais distinto geneticamente do FeLV-A, com diferenças nucleotídicas observadas nas repetições terminais longas (LTR), no gag e no *env*. O FeLV-B é formado pela recombinação do *env-LTR* do enFeLV com o FeLV-A. O sítio de recombinação 5' é mais conservado do que o sítio 3'. Os FeLV-C, T e TG35 apresentam inserções, substituições e supressões focais no vírus de origem FeLV-A em diferentes regiões. As inserções localizam-se mais frequentemente no 5' *env* e são aqui demarcadas por barras verticais a negrito, com cada linha a indicar um mínimo de uma inserção de aminoácidos. As estrelas indicam a presença de polimorfismos de nucleótido único (SNP) que estão altamente concentrados nos respectivos genes entre o FeLV-A e outros subgrupos. O FeLV-D apresenta um evento de recombinação com outro vírus endógeno do gato doméstico (Chiu et al., 2018).

Quadro 1. Receptores específicos para os diferentes subgrupos do FeLV. (Guliukina et al., 2019)

Subgrupos do FeLV	Recetor de telemóvel	Função do recetor
FeLV-A	THTR1	Proteína transportadora de tiamina
FeLV-B	Fe-Pit1 e Fe-Pit2	Transportador de fosfato inorgânico dependente de NA
FeLV-C	FLVCR	Proteína transportadora de heme[3]
FeLV-T	Fe-Pit1	Transportador de fosfato inorgânico dependente de NA

6.4.2.1. SUBGRUPO A

É o subgrupo mais abundante e o único que se propaga horizontalmente na natureza e é um auxiliar dos outros subgrupos, uma vez que os gatos infectados com os subgrupos B e C são co-infectados com o A; por esta razão, as vacinas apenas protegem contra este último. Foi relatado como sendo o menos patogénico e foi associado a anemia macrocítica, imunossupressão e linfoma tímico de origem nas células T (Chiu et al., 2018; Guliukina et al., 2019; Levy, 2008; Willet & Hoise, 2013)..

6.4.2.2. SUB-GRUPO B

Um DNA recombinante proviral do FeLV-A e do enFeLV, o FeLV-A ocorre em quase 50% dos gatos e é o mais mórbido e letal devido ao desenvolvimento de leucemia e linfoma, é tumorigénico e só é transmitido com o FeLV-A (Chiu et al., 2018; Guliukina et al., 2019; Hartman & Sykes, 2014)..

6.4.2.3. SUBGRUPO C

[3] Um complexo metálico de ião ferroso e porfirina; componente da hemoglobina e de algumas outras hemoproteínas biologicamente importantes.

O vírus FeLV-C surgiu como resultado de múltiplas mutações no gene *env* (SU) do vírus FeLV-A, este subgrupo tem sido associado ao desenvolvimento de anemia aplástica (Chiu et al., 2018; Guliukina et al., 2019)..

6.4.2.4. SUBGRUPO T

O FeLV-61C, ou FeLV-T, pode induzir viremia persistente e a síndrome da imunodeficiência adquirida felina (FAID), denominada por Gasper et al. em 1987, após o isolamento de um tipo de FeLV que era intensamente imunossupressor (Gasper et al., 1987). (Gasper et al., 1987)foi caracterizado após infecções experimentais de um gato doméstico com um clone 61E do FeLV transmissível, também um gato infetado desenvolveu linfoma tímico e a análise da sequência revelou uma variante do envelope primário do FeLV-A (Chiu et al., 2018). (Chiu et al., 2018). Para infetar os linfócitos T, o FeLV-T expressa no seu envelope viral uma glicoproteína de membrana que se liga e se une a uma molécula recetora da célula-alvo (Fe-Pit1) (Hartman & Sykes, 2014).

6.4.2.5. NOVOS SUBGRUPOS

Existem duas novas variantes que são menos abundantes, o FeLV-D e o TG35. O FeLV-D foi identificado em simultâneo com a descoberta de um novo retrovírus endógeno do gato doméstico (ERV-DC). A inserção do gene *env* do ERV-DC no FeLV resultaria no aparecimento do FeLV-D e foi identificada em quatro gatos, três dos quais tinham tumores hematopoiéticos (Chiu et al., 2018). Teoriza-se que a sua replicação é regulada pelo fator antirretroviral "restriction for feline retrovirus X (Refrex-1)", no entanto, o mecanismo pelo qual isto acontece ainda não é claro, mas sugere-se que o Refrex-1 é importante na restrição da replicação viral e na proteção dos felinos, pois acredita-se que compete com o FeLV-D pelos receptores celulares, impedindo a penetração do vírus (Chiu et al., 2018; Guliukina et al., 2019)..

6.5. TRANSMISSÃO

O FeLV é transmitido horizontalmente, principalmente através da saliva entre gatos infectados e gatos susceptíveis com contacto próximo, pelo que, durante um comportamento social afiliativo ou uma luta, um gato saudável pode entrar em contacto com o vírus, sendo também possível que a transmissão ocorra quando espirram e partilham a mesma liteira ou caixa de areia e tigelas de comida, no entanto, o envelope viral é solúvel em lípidos, desinfectantes, sabão, calor e secagem, pelo que o FeLV é inactivado no ambiente numa questão de minutos. O vírus também se pode propagar na urina e nas fezes em concentrações mais baixas, uma vez que o FeLV está presente em vários tecidos, fluidos corporais e secreções, mas isto é menos comum. A transmissão venérea também é possível, uma vez que o vírus e as células infectadas foram isolados no sémen, no fluido vaginal e no epitélio urogenital. As pulgas foram consideradas como uma via de transmissão, uma vez que o ARN viral foi detectado em pulgas e fezes, mas parece que as pulgas não desempenham um papel importante na transmissão na natureza. A transmissão iatrogénica pode ocorrer através de agulhas, instrumentos ou transfusões de sangue contaminados. Os gatos infectados regressivamente não libertam o vírus através da saliva e de outras excreções, mas foi demonstrado que as transfusões de sangue de gatos infectados regressivamente transmitem efetivamente o vírus, infectando assim os gatos receptores (Hartmann, 2012b; Hartmann, 2012b; Hartmann, 2012b; Hartmann, 2012b; Hartmann, 2012b; Hartmann, 2012b; Hartmann, 2012b; Hartmann, 2012b; Hartmann, 2012b; Hartmann, 2012b; Hartmann, 2012b; Hartmann, 2012b). (Hartmann, 2012b; Hartmann & Hofmann-Lehmann, 2020; Heredia, 2019)

O FeLV é um agente patogénico amplamente distribuído nos gatos domésticos e os gatos domésticos têm uma ampla distribuição em diferentes habitats, pelo que não é invulgar que o FeLV passe para outros géneros, infectando a pantera da Florida (*Puma concolor*) (Brown et al., 2008)o lince ibérico (*Lynx pardinus*) em Espanha (Luaces et al., 2008) e aos jaguarundis (*Puma yagouaroundi*) nascidos em cativeiro (Willet & Hoise, 2013)

Este facto é de interesse devido ao impacto nesta população, embora não existam muitos relatórios que mencionem a presença de retrovírus endógenos e as suas implicações. Autran et *al* (2016) relataram a presença de retrovírus endógenos em gatos domésticos, sugerindo uma função reguladora ou protetora em gatos PCR-positivos. Recentemente, Garcia-Ortiz (Tese de Mestrado, dados em curso, 2024) verificou que a carga viral do FeLV detectada por PCR quantitativa em gatos com diferentes fases da doença se correlacionava com a progressão da doença e o prognóstico, no entanto, são necessários resultados finais da análise filogenética para corroborar esta informação. (Ramirez et al., 2016)..

As fêmeas virémicas podem transmitir verticalmente a infeção à sua descendência, ficando infectadas por via transplacentária, quando a mãe as lambe ou através do colostro. A transmissão também ocorre em gatos com infeção regressiva ou infeção focal atípica, porque a infeção pode ser reactivada durante a gestação. Se a infeção ocorrer no útero, a reabsorção fetal, o aborto e a morte neonatal são comuns, no entanto, 20% dos gatinhos infectados verticalmente nascem e, subsequentemente, tornam-se adultos persistentemente infectados, tendo também sido observado que estes gatinhos recém-nascidos têm resultados negativos no teste de antigénio ao nascimento, mas podem testar positivo nas semanas ou meses seguintes, uma vez que o vírus começa a replicar-se. (Hartmann, 2012b; Hartmann & Hofmann-Lehmann, 2020)..

6.6. CURSO DA INFECÇÃO

Foi documentado que a infeção pelo FeLV tem diferentes fases, uma vez que as ferramentas de diagnóstico, como a PCR, forneceram novos conhecimentos sobre o curso da infeção. Descobriu-se que, se um gato tiver sido infetado, não se torna imune, uma vez que o provírus do FeLV está integrado no genoma do hospedeiro, é improvável que seja completamente eliminado após a infeção e permanece provírus positivo. [4]Os gatos com antigenemia negativa e provírus positivo são considerados portadores e não excretam o vírus; no entanto, é possível que o vírus se reactive e apresente excreção recorrente. Com base

[4] Presença da proteína solúvel do capsídeo viral p27 no sangue; na maioria dos gatos, isto é considerado equivalente a viremia (Little et al., 2020).

nesta informação, foi proposta uma nova classificação, na qual as fases da infeção pelo FeLV são definidas como infeção abortiva (anteriormente "gatos regressores"), infeção regressiva (anteriormente "viremia transitória" seguida de "infeção latente"), infeção progressiva (anteriormente "viremia persistente") e infeção focal ou atípica, ver **Quadro 2 e Figura** 4 (Hartmann, 2012a) O conhecimento dos diferentes cursos da infeção é relevante para a interpretação dos resultados dos testes de diagnóstico e para a aplicação de medidas terapêuticas e epidemiológicas adequadas, sobre as quais falarei mais adiante.

Tabela 2. Fases da infeção pelo vírus da leucemia felina (FeLV). Modificado de (Hartmann, 2012a).

Fases da infeção pelo FeLV	Antigénio p27 do sangue	Isolamento viral do sangue	RNA viral no sangue	ADN viral no sangue	Isolamento viral de tecidos	Disseminação do vírus	Doenças associadas ao FeLV
Focal	Variável	Variável	Variável	Variável	Variável	Variável	Pouco provável
Abortivo	Negativo	Negativo	Negativo	Negativo	Negativo	Negativo	Pouco provável
Regressivo	Negativo	Negativo	Negativo	Positivo	Negativo	Negativo	Improvável
Progressivo	Positivo	Positivo	Positivo	Positivo	Positivo	Positivo	Provável

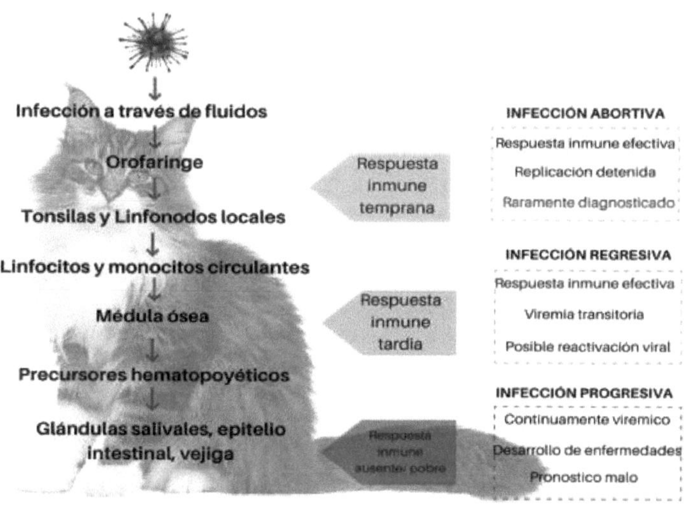

Figura 4: Os resultados da exposição são largamente influenciados pela resposta imunitária à infeção. A infeção abortiva é o resultado de uma dose baixa de exposição ao FeLV ou de uma resposta imunitária eficaz e específica no início da infeção. A infeção regressiva é o resultado de uma resposta imunitária eficaz numa fase posterior da infeção, imediatamente antes ou imediatamente após a infiltração da medula óssea. Os gatos com infeção regressiva são transitoriamente antigénicos e virémicos. Após semanas ou meses, a viremia é controlada e estes gatos tornam-se "não virémicos". A infeção progressiva é o resultado de uma resposta imunitária deficiente. Os gatos infectados progressivamente são continuamente virémicos e têm um mau prognóstico, desenvolvendo doenças associadas ao FeLV e tendo frequentemente uma duração de vida limitada. (Yasmin et al., 2021)..

Os gatos com **infeção progressiva** são infectados na medula óssea, o que resulta numa viremia persistente, em que os granulócitos, plaquetas, linfócitos e monócitos do sangue periférico são infectados pelo vírus. Esta infeção caracteriza-se por uma viremia/antigenemia persistente que não é eficazmente controlada no início e por uma ausência de resposta imunitária específica ao FeLV, de modo que o vírus infecta permanentemente e o gato permanece infecioso, tem viremia persistente, o antigénio p27 encontra-se no sangue e não tem anticorpos neutralizadores do vírus nem níveis elevados de linfócitos citotóxicos específicos do FeLV. Normalmente, desenvolvem uma doença associada ao FeLV potencialmente fatal, por vezes no espaço de meses; no entanto, muitos destes gatos, com os cuidados adequados, podem ter uma qualidade de vida e viver durante muitos anos; estima-se que pelo menos 30% dos gatos expostos ao FeLV desenvolvem uma infeção progressiva e uma doença associada ao vírus e 60% desenvolvem uma resposta imunitária eficaz e duradoura que conduz a uma infeção regressiva. (Hofmann-Lehmann & Hartmann, 2020; Hoover et al., 2005; Murphy, 2016)..

A infeção regressiva desenvolve-se devido a uma resposta imunitária eficaz, em que o gato recuperou da viremia primária e a replicação viral foi contida antes ou pouco depois da infeção da medula óssea; estes gatos também não desenvolvem normalmente doenças relacionadas com o FeLV. (Hartmann, 2012a; Hofmann-Lehmann & Hartmann, 2020).. O desaparecimento da viremia deve-se a uma resposta imunitária eficaz, em que os gatos produzem anticorpos neutralizantes e linfócitos T citotóxicos (CTL) específicos do FeLV, que se acredita serem essenciais para a imunidade, uma vez que as células infectadas são eliminadas pela atividade dos CTL (Argyl et al., 2001). (Argyl et al., 2001). A eliminação da antigenemia pode ser observada no prazo de 1 a 12 semanas, até 40 semanas e, em casos raros, pode demorar meses, mas a probabilidade de eliminação da viremia diminui com o tempo. A maioria dos gatos com infeção regressiva não desenvolve infeção da medula óssea, pelo que, ocasionalmente, os linfócitos e os monócitos são positivos para o provírus e é pouco frequente detetar o ARN viral no sangue periférico; no entanto, tal como referido anteriormente, a probabilidade de eliminação da viremia diminui com o tempo, há relatos de que, se a virémia persistir durante mais de três semanas, a medula óssea corre o risco de ficar infetada e, com ela, os precursores hematopoiéticos, pelo que os granulócitos e as plaquetas infectados podem circular no organismo, mas uma pequena percentagem destes gatos consegue eliminar a virémia sem eliminar completamente o vírus, Os ensaios de PCR altamente sensíveis demonstram a presença do provírus nos leucócitos e tecidos sanguíneos, tendo sido denominada "infeção latente", que é definida pela presença do provírus no genoma sem produção da proteína do vírus, porque durante a divisão celular o ADN proviral é replicado e a informação é transmitida às células filhas, Por conseguinte, linhagens celulares inteiras podem conter ADN proviral, mas o ADN proviral não é traduzido em proteínas e não são produzidas partículas virais infecciosas, pelo que os gatos com infeção regressiva não são infecciosos e, normalmente, apresentam testes de deteção de antigénio do FeLV negativos; No entanto, como o ADN proviral ainda está presente nas células do gato, existe um risco de reativação se houver imunossupressão, uma vez que o sistema imunitário apenas mantém o vírus sob controlo e não o elimina completamente, pelo que, se não for capaz de suprimir a replicação viral e a viremia voltar a ocorrer, o gato pode excretar o vírus e desenvolver doenças associadas ao FeLV (Hartmann, 2012a; Hofmann-Lehmann & Hartmann, 2020; Murphy, 2016)..

A infeção abortiva ocorre quando um gato tem um baixo nível de exposição ao vírus, por exemplo, na transmissão indireta com fezes contaminadas, e tem uma forte imunidade anti-FeLV, estes gatos podem evitar a replicação viral através de respostas humorais e celulares eficazes e têm níveis elevados de anticorpos neutralizantes, pelo que nunca se tornam virémicos. (Hartmann, 2012a; Hofmann-Lehmann & Hartmann, 2020)..

Durante a **infeção focal ou atípica**, os gatos são positivos para o antigénio p27, mas não há isolamento do vírus infecioso, pelo que estes gatos são antigenaémicos, com ausência de vírus replicante. Este estado pode persistir durante anos, uma vez que o sistema imunitário do gato mantém a replicação do vírus retida em tecidos como o baço, os gânglios linfáticos, o intestino delgado, o trato urinário, os olhos ou a glândula mamária. Esta infeção pode dar resultados confusos nos testes de FeLV, uma vez que pode alternar resultados negativos e positivos, e tem sido relatada em até 10% dos gatos naturalmente infectados. Há um caso de uma gata que testou negativo para o antigénio p27, no entanto, o vírus foi retido na glândula mamária e transmitiu o vírus aos gatinhos através do leite (Cattori et al., 2007b; Hartmann, 2012a; Hofmann-Lehmann & Hartmann, 2020; Murphy, 2016)..

A variedade de cursos da infeção mostra que existem diferenças na forma como os gatos respondem imunologicamente ao FeLV.

6.7. resposta imunitária ao vírus feLV

O controlo das infecções virais pelo hospedeiro envolve respostas inatas e adaptativas. A primeira é mediada principalmente por interferões de tipo I (IFN-I), macrófagos/monócitos e respostas das células NK. A resposta imunitária adaptativa é mediada por células T e B, após a resolução da infeção primária, desenvolvendo assim a componente duradoura da memória imunológica, ou seja, a produção de anticorpos. A magnitude e a qualidade da resposta imunitária inata estão intimamente envolvidas na resposta adaptativa primária subsequente, que, por sua vez, determina a magnitude e a qualidade da resposta de memória. (Alsharifi et al., 2008)..

A imunidade é um fator determinante importante do resultado das infecções por FeLV nos gatos. (Jarret & Russell, 1978). Embora o resultado dependa principalmente do estado imunitário e da idade do gato, é também afetado pela patogenicidade do vírus, pela pressão da infeção e pela concentração do vírus. O resultado da infeção depende também da variação genética do vírus e da população de gatos em que este ocorre naturalmente. [5]Foi demonstrado que as estirpes de FeLV aumentam a eficiência da ligação ao recetor, estudos longitudinais mostraram que certas mutações conduzem a um início mais rápido da doença e substituições em certos genes alteraram o resultado da infeção, sugerindo que diferentes genes LTR e de superfície (SU) estão envolvidos na patogénese (Hartman & Sykes, 2014).

A interação do hospedeiro com o vírus durante as primeiras 4 semanas pode resultar **a)** na incapacidade da resposta imunitária do hospedeiro para conter a replicação viral nos linfonodos, nos epitélios e nas células precursoras da medula óssea ou **b)** numa resposta imunitária bem sucedida que resulta numa replicação viral reduzida **(Hoover et al., 2005)**. (Hoover et al., 2005)..

As infecções retrovirais alteram os mecanismos de defesa, permitindo a ocorrência de infecções secundárias. Tanto quanto sabemos, existem quatro mecanismos pelos quais o FeLV pode causar doença imunopatológica. Em primeiro lugar, o FeLV infecta células que se dividem rapidamente (timo, gânglios

[5] O estudo longitudinal implica a existência de medidas repetidas (mais de duas) ao longo de um período de acompanhamento. Trata-se, portanto, de um subtipo de estudo de coorte (grupo de indivíduos que partilham uma caraterística comum) que permite fazer inferências a nível individual e analisar as mudanças nas diferentes variáveis (exposições e efeitos) e as transições entre diferentes estados de saúde. Delgado Rodríguez, M., & Llorca Díaz, J. (2004). Estudos longitudinais: conceito e particularidades. *Revista Española de Salud Pública*, *78*(2), 141-148.

linfáticos, baço, medula óssea e macrófagos), o que resulta numa diminuição do número de células devido à sua destruição, ou o FeLV altera a sua função (a proteína p15 do envelope demonstrou anular a blastogénese dos linfócitos felinos in *vitro*). Em segundo lugar, a reação dos anticorpos aos antigénios de membrana dos linfócitos, neutrófilos e macrófagos. Em terceiro lugar, os gatos persistentemente infectados têm um fornecimento contínuo de antigénios do FeLV, pelo que a formação de anticorpos imunitários levaria ao desenvolvimento de uma doença mediada pelo FeLV. Finalmente, a transformação induzida pelo FeLV resulta na expressão de FOCMA na membrana dos linfócitos transformados e, se for produzido o anticorpo FOCMA, estas células podem ser lisadas e causar linfopenia (Hardy, 1982). (Hardy, 1982)..

6.7.1. IMUNIDADE INATA

A resposta imunitária inicial desempenha um papel essencial na determinação do resultado da infeção viral, no entanto, o sistema imunitário antiviral inato do gato continua a ser mal compreendido, pelo que ainda não é claro como é a resposta inicial à infeção e como pode ser manipulada a favor do hospedeiro (Cattori et al., 2011)..

A imunidade inata engloba os mecanismos de defesa não específicos, espontâneos e sem memória. Estes podem ser agrupados em teciduláres (pele e mucosas), celulares (inflamação, fagocitose, citotoxicidade celular) e moleculares (complemento, interferão, proteínas de fase aguda, etc.). (Montaraz C, 2012).

6.7.1.1. SISTEMA TEGUMENTAR

O vírus é ingerido ou inalado e deposita-se na mucosa da faringe oral e nasal (amígdalas), fixa-se, infecta e replica-se localmente nas células epiteliais da mucosa, nos linfócitos associados à mucosa e nos macrófagos (MALT), ainda não se sabe como é que o vírus penetra na camada de muco para aceder às células epiteliais da mucosa ou se os macrófagos da mucosa e/ou as células dendríticas estão envolvidos na infeção. Os subgrupos de vírus utilizam glicoproteínas do envelope, provavelmente a glicoproteína de superfície (SU) e a proteína transmembranar (TM), para se ligarem a receptores e entrarem nos linfócitos T, noutros linfócitos e nas células epiteliais da mucosa (Horzinek, 1988; Horzinek, 1988; Horzinek, 1988; Horzinek, 1988; Horzinek, 1988; Horzinek, 1988). (Horzinek, 1988; Zachary, 2017)..

As células infectadas propagam-se através do tráfico de leucócitos e macrófagos através dos vasos linfáticos para os linfócitos regionais da faringe, onde se replicam e infectam outros linfócitos e macrófagos. Suspeita-se que os linfócitos B sejam as células primárias utilizadas para disseminar o vírus através do tráfico de leucócitos, enquanto os linfócitos T parecem ser a principal célula-alvo da infeção. Uma vez infectados os gânglios linfáticos regionais, o vírus propaga-se nos linfócitos B através do tráfico de leucócitos para o sistema circulatório, através das veias pós-capilares ou dos vasos linfáticos e do ducto torácico para os gânglios linfáticos e os órgãos linfóides, como o baço e as placas de Peyer. O FeLV replica-se em células que se dividem rapidamente, como as células endoteliais intestinais da cripta e as células B do centro germinal e, se a resposta imunitária não intervier após a infeção inicial, o FeLV espalha-se para os tecidos epiteliais e glandulares de todo o corpo, que incluem tipicamente os tecidos salivar, amigdalino, faríngeo, vesical, gástrico, intestinal, pancreático, endometrial e endotelial, espalhando-se para a medula óssea e infectando as células precursoras hematopoiéticas (**Figura 5**). Uma vez infectadas as células estaminais hematológicas e imunitárias, a eliminação do vírus é impossível (Hardy, 1982; Hause, 1982; Hause, 1982). (Hardy, 1982; Hause et al., 1979; Zachary, 2017)..

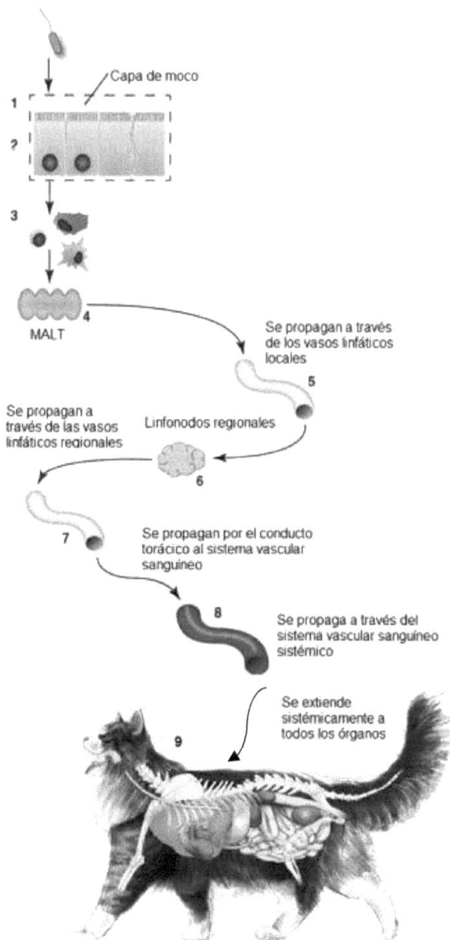

Figura 5: Disseminação do FeLV para os órgãos. 1) O FeLV deve penetrar no epitélio da mucosa. 2) O FeLV atravessa as barreiras mucosas, serosas ou tegumentares. 3) O FeLV encontra células associadas à mucosa (por exemplo, linfócitos, macrófagos e células dendríticas). 4) Dissemina-se localmente para os tecidos linfóides (por exemplo, tecido linfoide associado à mucosa [MALT], como as amígdalas). 5) O FeLV propaga-se regionalmente nos vasos linfáticos aferentes. 6) O FeLV encontra células nos gânglios linfáticos regionais. 7) O FeLV propaga-se sistemicamente em vasos linfáticos eferentes para o ducto torácico e a veia cava anterior. 8) O FeLV dissemina-se sistemicamente no sistema circulatório. 9) O FeLV dissemina-se para os órgãos linfóides, como o baço e as placas de Peyer, e depois para as membranas mucosas das glândulas salivares ou para a medula óssea, conforme modificado de (Zachary, 2017).

6.7.1.2. TRACTO DIGESTIVO

O FeLV tem sido associado ao linfoma alimentar, que é comum em gatos com mais de 8 anos de idade, surgindo a partir de células B da lâmina própria em qualquer parte do trato gastrointestinal ou dos gânglios linfáticos mesentéricos; os sinais clínicos são geralmente tumores palpáveis e sinais gastroentéricos, como vómitos, diarreia ou obstipação e perda de peso. (Cotter, 1992; Essex et al., 1981; Hardy, 1981)..

Para além do linfoma alimentar, foi também descrita a "síndrome semelhante à panleucopenia felina (FPLS)" ou "enterite associada ao FeLV (FAE)". Foi relatada a erosão das vilosidades do intestino delgado, resultando em diarreia, vómitos e anorexia, dando oportunidade a infecções secundárias e outros sinais, como ulceração oral ou gengivite; durante a infeção, as proteínas pg70 e p15E do FeLV foram encontradas nas células epiteliais da cripta intestinal (**Fig. 6, +7 e 8**), o que sugere que esta é a causa do desenvolvimento da signologia entérica. Também foi descrito que a infiltração da mucosa intestinal é dominada por linfócitos T, principalmente CD8, o que aponta para uma resposta local de células T citotóxicas na FAE. Outros achados incluem medula óssea aplástica com granulócitos reduzidos, resultando em neutropenia, depleção linfoide, necrose hemorrágica dos gânglios linfáticos mesentéricos, cecais, colónicos e sublombares. No entanto, outros autores referem que os tecidos linfóides se mantêm inalterados ou mesmo hiperplásicos, uma vez que se observou que os gatos que não apresentavam alterações nos enterócitos tinham uma atividade variável do tecido linfoide e uma tendência para o aumento da atividade da medula óssea, como em alguns gatos com FAE, a atividade da medula óssea era normal e o tecido linfoide estava inalterado ou hiperplásico, o que também foi observado nas fases iniciais da infeção experimental com variantes do FeLV-FAIDS, que se pensa ser a causa da FAE. No entanto, embora a replicação viral possa ser observada nos tecidos linfóides de gatos com FeLV-FAIDS e FAE, ainda não há provas de que o FeLV tenha um efeito citopático nas células linfóides e hematopoiéticas (Grant et al., 2000; Grant et al., 2000; Grant et al., 2000; Grant et al., 2000). (Grant et al., 2000; Hardy, 1982; Hartmann, 2012a; Jackson et al., 2001; Reinacher, 1989)..

Utilizando imunofluorescência e microscopia eletrónica, o antigénio do vírus da panleucopenia felina (FPV) foi observado no intestino de gatos que morreram após terem sido infectados com FeLV, apesar de serem negativos para o antigénio do FPV, pelo que não é claro se a síndrome pode ser causada por co-infeção com FPV ou pelo próprio FeLV, como durante outros estudos em que os gatos foram experimentalmente infectados com FeLV-FAIDS, foi observada a proliferação do antigénio do FeLV nos enterócitos, causando uma sinalologia semelhante à FAE, sugerindo que o desenvolvimento de FPLS e/ou FAE pode depender da estirpe do FeLV (Hartmann, 2012a; Hartmann, 2014)..

Figura 6. FAE no jejuno. a. Alterações moderadas nas células epiteliais, degeneração das células epiteliais da cripta intestinal (seta). Infiltração mononuclear moderada da mucosa. **b.** Alterações graves das células epiteliais das criptas. As criptas apresentam epitélio achatado e células intraluminais degeneradas. Infiltração mononuclear moderada da mucosa. (Grant et al., 2000).

a. **b.**

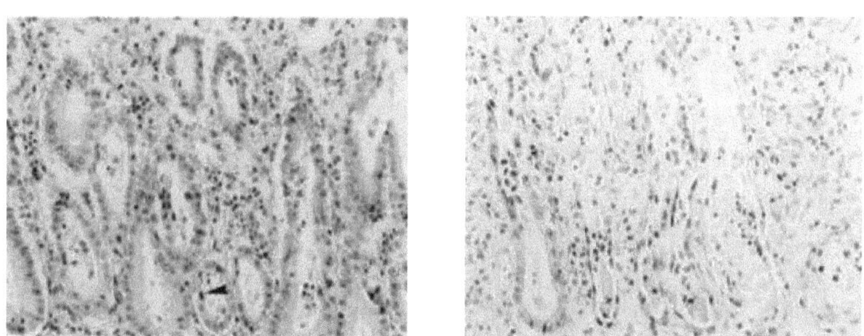

Figura 7. jejuno de gato FAE, expressão de antigénios do FeLV em células epiteliais. a. Coloração citoplasmática de muitas células epiteliais da cripta para gp70. Células infiltrantes isoladas na mucosa (seta). b. Coloração citoplasmática moderada de muitas células epiteliais na cripta para p27 (Grant et al., 2000).

a. b. c.

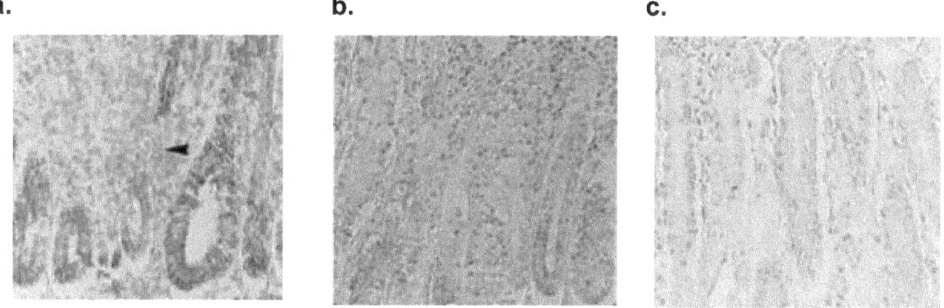

Figura 8. Gato positivo para FeLV sem alterações intestinais. a. Coloração citoplasmática ligeira a moderada de numerosas células epiteliais da cripta para gp70. **b.** As células epiteliais da cripta e as células infiltrantes da mucosa são p15E-negativas. **c.** Coloração citoplasmática fortemente positiva de muitas células epiteliais da cripta para p70. (Grant et al., 2000).

a. b. c.

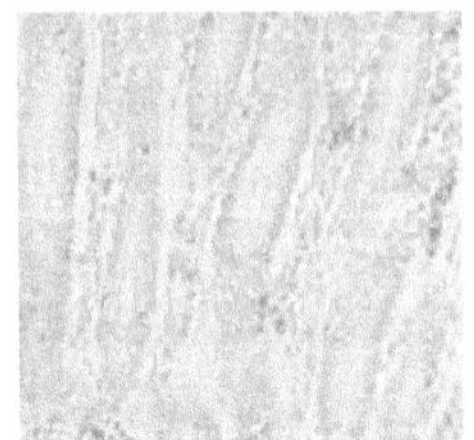
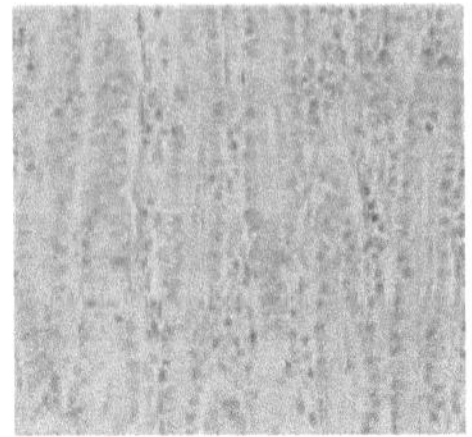
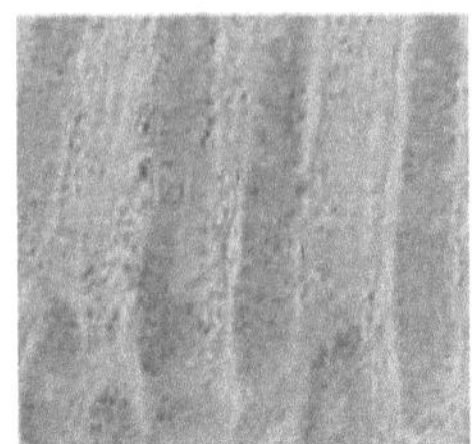

6.7.1.3. TRACTO RESPIRATÓRIO

Sabe-se que os gatos positivos para o FeLV são susceptíveis a doenças secundárias devido à imunossupressão, tendo sido registadas doenças inflamatórias do trato respiratório, tais como rinite, gripe felina, pneumonia ou pleurite, em 10% dos gatos com FeLV persistente. Outra doença documentada é a esporotricose causada pelo fungo *S. schenckii*; num estudo, 22% dos 142 gatos testados estavam co-infectados, a esporotricose causa geralmente sinais respiratórios e lesões cutâneas (Reinacher, 1989; Schubach et al., 2004). (Reinacher, 1989; Schubach et al., 2004)..

Os linfomas nasais ou nasofaríngeos são pouco frequentes e representam, normalmente, 1% de todos os tumores felinos, mas são frequentemente observados em gatos machos, uma vez que, devido ao seu comportamento territorial, se pensa que a transmissão do FeLV pode ser mais eficaz. Em geral, este tipo de linfoma tem origem no trato respiratório superior (TRS), maioritariamente no nariz, 10% na nasofaringe e 8% em ambos os locais anatómicos. Num estudo em que foram realizadas 164 biopsias de linfomas do TRS, foram detectados os antigénios p27 e gp70 em 21 linfomas (Avallone et al., 2006; Avallone et al., 2006). (Avallone et al., 2015).. O linfoma mediastinal também foi relatado em gatos jovens positivos para FeLV, apresentando dispneia, tosse ou regurgitação, devido a linfonodos mediastinais aumentados, o prognóstico desses gatos é ruim e eles geralmente vivem por 3 a 4 meses (Couto, 2000)..

Outro tipo de tumor pouco comum descrito na cavidade nasal é o neuroblastoma olfativo felino espontâneo, que tem origem no neuroectoderma, é um tumor muito invasivo e altamente metastático, os sinais clínicos para além de corrimento nasal e espirros podem ser neurológicos, Isto pode dever-se ao facto de o tumor invadir o sistema nervoso central (SNC), tendo sido encontradas partículas de

FeLV nestes tumores, o que sugere que o vírus pode estar na sua origem (Higgins et al., 1990). (Higgins et al., 1990; Malinowski, 2006)..

6.7.1.4. TRACTO REPRODUTIVO

Há relatos de transmissão do FeLV através da urina, leite, sémen, fluidos vaginais e placenta. (Palmero & Carballés Pérez, 2010).. Foi demonstrado experimentalmente que o FeLV causa morte fetal, reabsorção, involução placentária e aborto no segundo trimestre e, embora o mecanismo pelo qual o FeLV causa a morte fetal ainda seja desconhecido, foi descrito um síndroma semelhante em ratinhos fêmeas infectados com leucemia viral murina (MuLV), que provoca a morte fetal, uma vez que o provírus do MuLV se insere no gene do colagénio alfa dos embriões e impede a síntese de colagénio, provocando o enfraquecimento dos vasos sanguíneos e dos tecidos conjuntivos, o que conduz a uma hemorragia fatal, pelo que o FeLV poderia provocar a morte fetal segundo um padrão semelhante (Hardy, 1993). (Hardy, 1993)..

Os gatos têm uma placenta endotelial que é uma barreira que impede a passagem de imunoglobulinas maternas para o feto, pelo que 5-10% dos anticorpos derivados da mãe (MDA) são transmitidos durante a gestação para os fetos, no entanto, a replicação do FeLV foi observada em células hematopoiéticas fetais e não na placenta, sugerindo que a resposta materna anti-FeLV não impediu a passagem do vírus (Frymus, 2017; Rojko et al., 1982; Schultz et al., 1974; Scott et al., 1970)..

As gatas com infeção regressiva podem ter gatinhos vivos mesmo depois de terem abortado ninhadas anteriores, mas estes gatinhos terão infecções congénitas ou perinatais por FeLV, (Hardy, 1993). Em gatas infectadas de forma latente (ELISA negativo), o vírus pode reativar-se durante a gestação e tornar-se infecioso, ou o vírus pode permanecer exclusivamente na glândula mamária (infeção focal) e os gatinhos serão infectados durante a lactação (Palmero & Carballés Pérez, 1993). (Palmero & Carballés Pérez, 2010)..

Embora o FeLV não tenha sido documentado, durante a infeção pelo FIV o vírus foi isolado em esfregaços vaginais de fêmeas grávidas, os gatinhos nascidos destas fêmeas tinham o vírus à nascença e outros 6 meses mais tarde, pelo que se supõe que estes últimos foram infectados no final da gestação ou durante o parto, acreditando-se que algo semelhante ocorre com o FeLV (O'Neil et al., 1996)..

O FeLV foi isolado a partir do sémen de gatos infectados de forma aguda e crónica, pelo que as fêmeas podem ser infectadas após serem inseminadas por laparoscopia, mas desconhece-se a frequência com que os gatos de vida livre podem ser infectados através da via seminal, mas acredita-se que seja baixa (Hartmann, 2012b; Heredia, 2019). (Hartmann, 2012b; Heredia, 2019)..

6.7.1.5. FACTORES FÍSICOS E QUÍMICOS

6.7.1.5.1. PELE

O FeLV pode causar tumores cutâneos, como linfomas e fibrossarcomas, e outros sinais clínicos, como pioderma, dermatofitose, demodicose e dermatite por Malassezia, bem como má cicatrização de feridas, seborreia e prurido generalizado; o FeLV também tem sido associado a duas síndromes diferentes na pele, cornos cutâneos (**Fig. 9**) e dermatose de células gigantes; os cornos cutâneos são uma hiperplasia benigna de queratinócitos que foi descrita em gatos com FeLV (Favrot et al., 2005; Hartmann, 2012a; Nagata & Rosenkrantz, 2013)..

Em geral, a dermatose de células escamosas pode causar crostas, alopécia, prurido na zona da face e do pescoço ou outros sinais como lesões vesiculares e ulcerativas nas almofadas e mucosas ou noutras partes do corpo (**Fig. 10**), que não respondem ao tratamento com antibióticos e corticosteróides, têm um mau prognóstico e geralmente morrem dias ou semanas após o início; são negativas em raspagens para parasitas e fungos, mas são ELISA positivas e a análise imunohistoquímica das lesões dérmicas mostra células epiteliais, folículos pilosos, glândulas sebáceas e linfócitos em infiltrados dérmicos que expressam proteínas virais (**Fig. 11**); na histologia, pode ser observada dermatite ulcerosa com foliculite, queratinócitos disqueratóticos e a formação de sincícios na epiderme e nas glândulas sebáceas (**Fig. 12 e 13**), a formação de células gigantes do tipo sincicial com até 30 núcleos e citoplasma abundante; assim, as lesões necróticas de erosão e ulceração são o resultado da perda de integridade epidérmica causada pela formação de células gigantes e disqueratose. Foi demonstrado que as variantes do FeLV apresentam diversos efeitos patogénicos e citopáticos, pelo que é possível que a dermatose de células gigantes induzida pelo FeLV seja o resultado de uma variante viral específica e provavelmente rara (Favrot et al., 2005; Gross et al., 1993)..

Os linfomas cutâneos em gatos são raros e ocorrem normalmente em gatos mais velhos com serologia negativa para o FeLV, mas recentemente foram demonstrados o genoma e os antigénios virais nas células neoplásicas deste tipo de linfoma, sugerindo uma infeção focal. A imunohistoquímica não é realizada por rotina nestes tumores, pelo que não se sabe com que frequência o FeLV pode ser a causa. (Favrot et al., 2005).

Figura 10. cornos cutâneos. a. na zona dorsolombar de um gato. (Rees & Goldschmidt, 1998) e em **b.** almofadas palmares de um gato persa (Souza et al., 2010).

a. **b.**

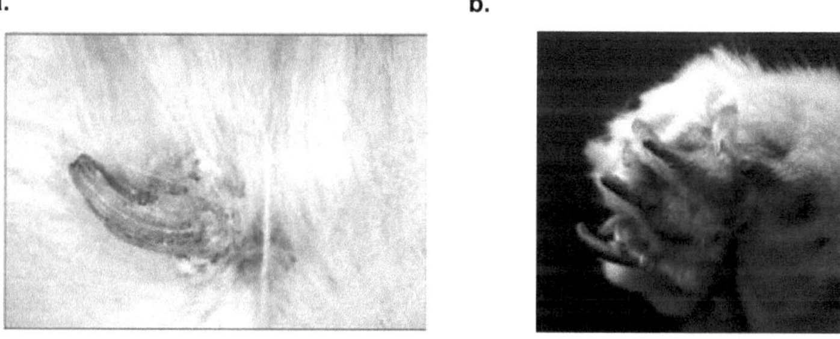

Figura 11. Lesões ulcerativas. a. Lesão facial de gato ELISA (+) para FeLV e **b.** Lesão carpal de gato ELISA (-) para FeLV, mas a imunohistoquímica mostrou expressão de proteínas virais (Favrot et al., **2005**). (Favrot et al., 2005).

a. **b.**

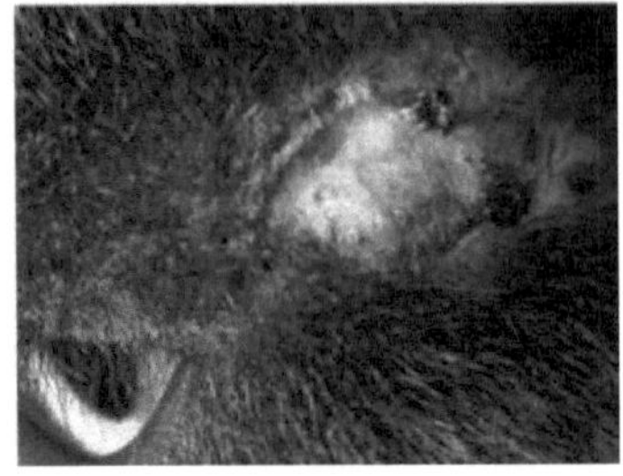
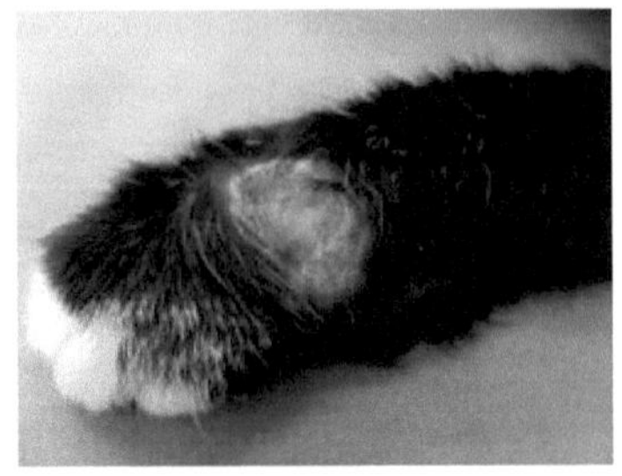

Figura 12. Imunohistoquímica. a. Células epiteliais que expressam o antigénio gp70 do FeLV (setas). **b.** Células neoplásicas (cabeça de seta) e queratinócitos epidérmicos (seta) que expressam antigénios do FeLV (Favrot et al., 2005). (Favrot et al., 2005).

a. **b.**

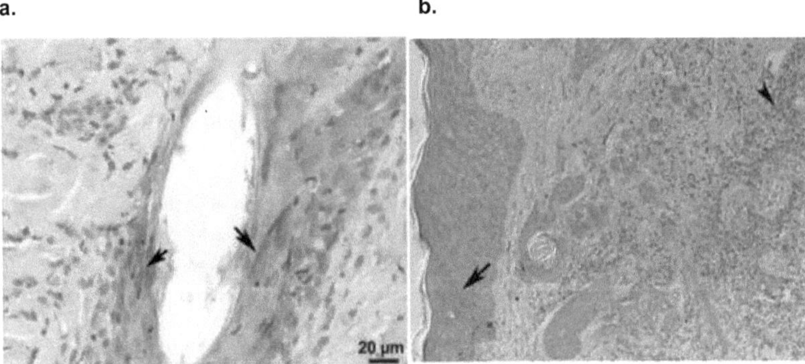

Figura 13. Histologia das lesões cutâneas. a. Foliculite (seta vermelha) e formação de sincício (seta preta) das células epiteliais de um folículo piloso. **b.** Glândulas sebáceas com formação de sincício (seta preta) nas células epiteliais (Favrot et al., 2005). (Favrot et al., 2005)

a. **b.**

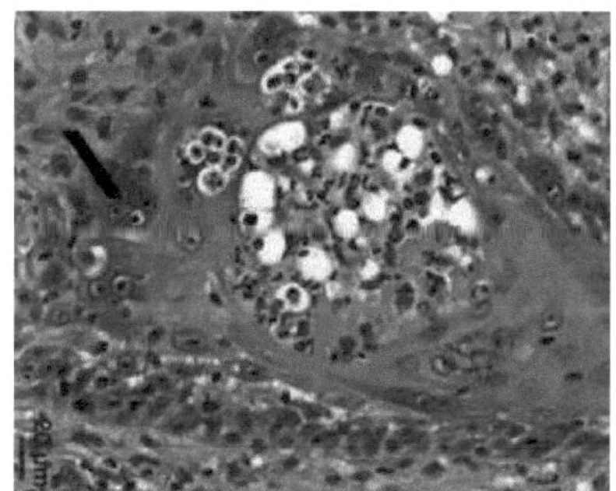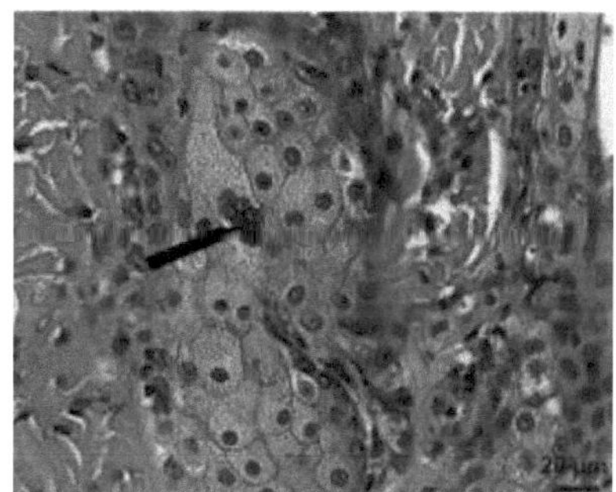

6.7.1.5.2. OLHO

Foi mencionado que uma causa comum de uveíte é o FeLV, o vírus pode causar linfossarcoma e a úvea é considerada o local primário de metástases porque os linfócitos transformados invadem o globo ocular através da úvea e causam uveíte (**Fig.14**Outros sinais podem incluir iridociclite, hipopion, hifema, sinéquias posteriores, aderências da íris ao cristalino (**Fig. 15 e 16**), glaucoma secundário causado pela infiltração e obstrução do ângulo iridocorneano pelas células tumorais, coriorretinite, síndrome da pupila espástica (**Fig. 17**), descolamento da retina e descolamento da retina (**Fig. 17**), descolamento da retina **(Fig. 18)** e descolamento da retina **(Fig. 19). 17**), descolamento da retina ou massas coriorretinianas; outros sinais oculares podem incluir queratite, massas orbitais, palpebrais, da membrana nictitante e subconjuntivais, e tumores na câmara anterior e na úvea anterior, por exemplo, nódulos iridais (**Fig. 18**) e massas branco-rosadas na câmara anterior ou ligadas à íris anterior (Aroch et al., 2008; Colitz, 2005; Quiroz, 2019)..

Também foram descritos sinais neurológicos com apresentação oftálmica, como anisocoria, midríase, cegueira central ou síndrome de Horner em gatos infectados com FeLV, sendo a maioria destes sinais causada por linfoma e infiltrados linfocíticos no cérebro ou na medula espinal, Esta neurotoxicidade pode dever-se ao facto de as glicoproteínas do invólucro do FeLV poderem produzir um aumento do cálcio intracelular livre, levando à morte neuronal, o que também foi descrito em seres humanos infectados pelo VIH. Verificou-se também que um polipéptido do envelope do FeLV causa neurotoxicidade e que o FeLV-C é significativamente mais neurotóxico do que o mesmo péptido derivado de um subtipo de FeLV-A (Hartmann, 2012a). (Hartmann, 2012a).

Figura 14. a. Uveíte bilateral em gato com linfadenomegalia generalizada positiva para FeLV. **b.** Globo ocular direito do mesmo gato mostrando descarga mucopurulenta abundante, hiperemia conjuntival, edema corneano difuso, hiperemia com irregularidades na superfície da íris e miose persistente (Quiroz, 2019). (Quiroz, 2019)

a.

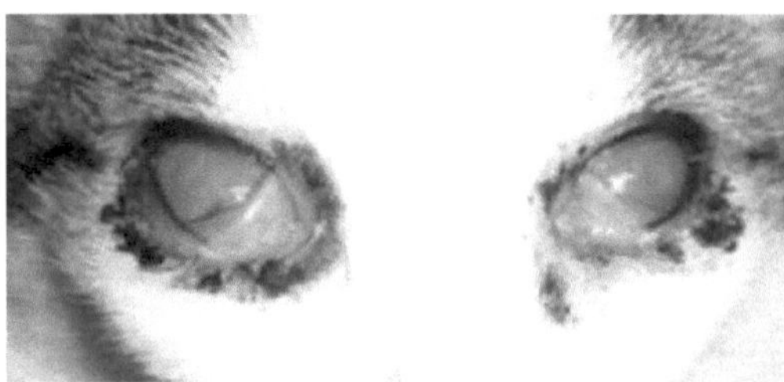

b.

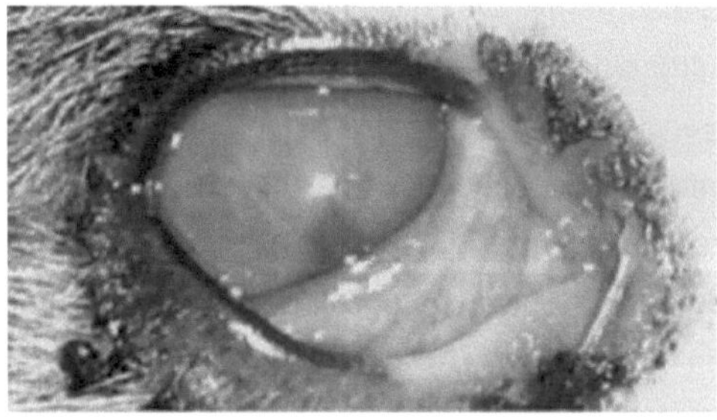

Figura 15: Globo ocular direito de um gato com uveíte. Observa-se hiperemia da íris e da pupila com discória devido a sinéquias posteriores, observando-se também hifema. (Quiroz, 2019)

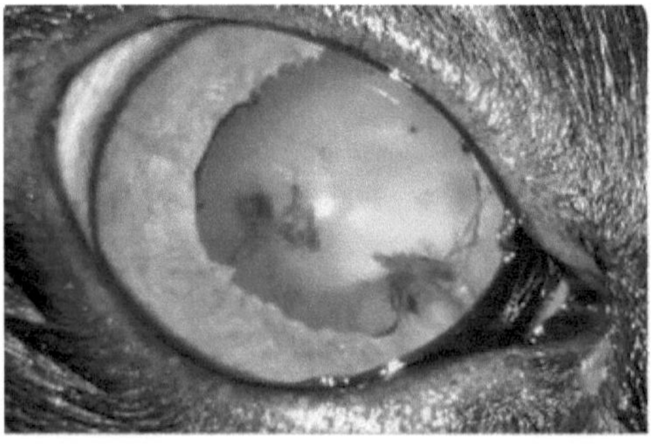

Figura 16. O olho direito mostra precipitados queráticos, enquanto o olho esquerdo mostra um hifema que bloqueia o reflexo do tapetum lucidum. (Quiroz, 2019).

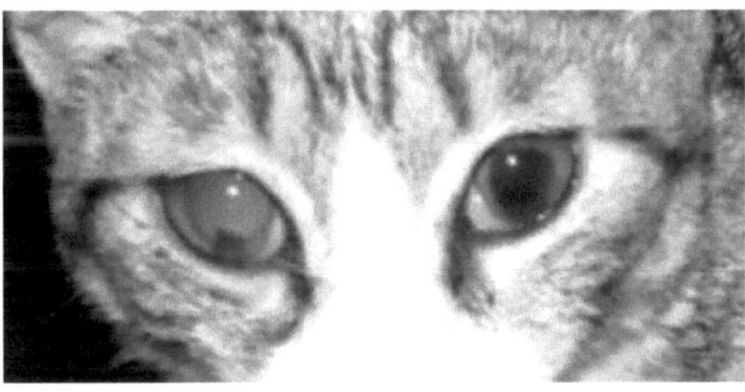

Figura 17. Síndrome da pupila espástica. Anisocoria devido a miíase do olho direito que persistia em condições de escuridão. (Quiroz, 2019).

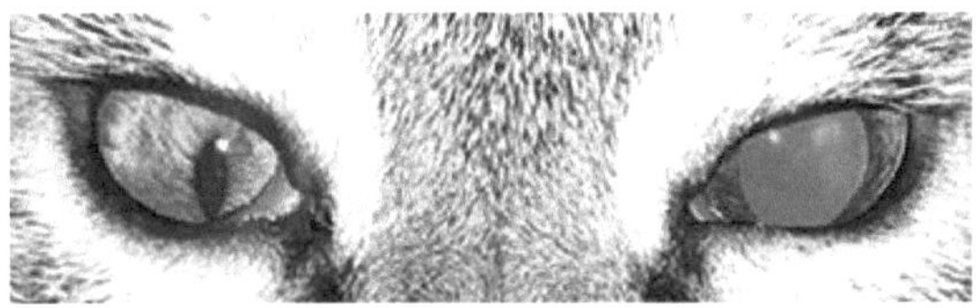

Figura 18: Massas cinzentas multifocais na superfície da íris de um gato macho de 12 anos, seropositivo para FeLV. A histopatologia confirmou o diagnóstico de linfoma (Aroch et al., 2008). (Aroch et al., 2008)..

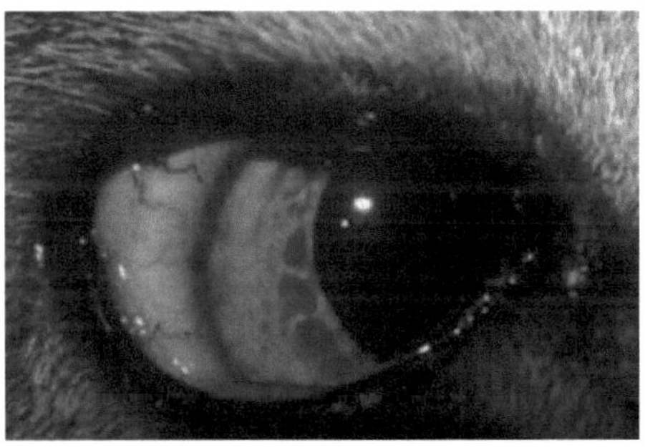

6.7.1.5.3. SISTEMA GENITURINÁRIO

O FeLV foi recuperado da urina e do epitélio da bexiga; também foi descrito um linfoma multicêntrico dos rins associado ao FeLV e outras doenças renais (Hardy, 1981; Jarrett et al., 1973). (Hardy, 1981; Jarrett et al., 1973)..

Os gatos infectados com FIV ou FeLV têm maior probabilidade de serem diagnosticados com glomerulonefrite por imunocomplexos (ICGN), especialmente aqueles com neoplasias hematopoiéticas induzidas pelo FeLV; esta lesão glomerular pode dever-se ao facto de o FeLV produzir continuamente antigénios virais, os quais, juntamente com os anticorpos do hospedeiro, provocam a formação e deposição de complexos imunes; os complexos imunes são constituídos por partículas virais inteiras, proteínas gp70, p27 ou p15E, associadas a IgG (Glick et al., 1978; Hartmann, 2012a; Rossi et al., 2019; Tuomari et al., 1984)..

6.7.1.5.4. MAMMARY GLAND

Tal como referido em capítulos anteriores, o FeLV pode ser sequestrado em algumas partes do corpo. Há relatos de fêmeas com reativação mamária focal, que segregam o vírus infecioso no leite, pelo que é possível que os cachorros possam ser infectados por esta via. Nos primeiros dias, o antigénio viral ou o vírus infecioso não são detectados no sangue, No entanto, 45 dias após a diminuição dos anticorpos neutralizantes do FeLV adquiridos passivamente a partir do colostro, os cachorros podem tornar-se virémicos, pelo que os cachorros podem desenvolver a infeção 7 semanas após o nascimento ou 2 semanas após o desmame. Embora ainda não se saiba exatamente como o vírus penetra através da mucosa, pensa-se que pode entrar através de lesões nas membranas mucosas, pensa-se também que o vírus pode interagir com as células dendríticas da mucosa ou com as células M intestinais, que se pensa mediarem a infeção dos linfócitos T com retrovírus; Por último, o vírus pode atravessar o epitélio gastrointestinal antes do encerramento fisiológico do intestino neonatal; é possível que estas vias sejam utilizadas pelo FeLV e pelo VIH durante o período pós-natal (Hardy, 1993; Hardy, 1993). (Hardy, 1993; Hardy et al., 1976; Hartmann, 1998; Pacitti et al., 1986; Sellon et al., 1994)..

6.7.1.6. FACTORES MOLECULARES

6.7.1.6.1.1. INFLAMAÇÃO

Os macrófagos da medula óssea desempenham um papel importante na regulação da hematopoiese, sintetizando uma série de citocinas estimuladoras e inibidoras. As infecções virais nos macrófagos podem estimular a libertação de uma variedade de citocinas, incluindo a prostaglandina E-2, a interleucina-6 (IL-6) e o fator de necrose tumoral α (TNFα) (Khan et al., 1993)..

A infeção por FeLV produz uma rede de citocinas alterada, foi relatado que os retrovírus felinos alteram os níveis de ARNm das citocinas (virocinas), estas alterações podem resultar em alterações específicas na função celular e contribuir para a patogénese retroviral, estas observações inferem que os padrões de expressão de citocinas alterados desempenham um papel causal em reacções inflamatórias tecidulares prejudiciais e/ou respostas imunitárias sistémicas ineficazes; foi descrito um aumento do TNFα e uma diminuição da IL-2 e da IL-4 em alguns gatos (Hartmann, 2014; Linen, 2014). (Hartmann, 2014; Linenberger & Deng, 1999)..

6.7.1.6.1.2. CITOCINAS PROINFLAMATÓRIAS (IL-1,6, FACTOR DE NECROSE TUMOROSA α)

O TNFα é uma citocina envolvida na regulação da inflamação, da reação imunitária e da eritropoiese; é sintetizado principalmente por macrófagos activados, monócitos e outras células do sistema imunitário. Embora a sua função exacta não seja conhecida, sabe-se que é o principal mediador do choque sético e responsável pela caquexia em doenças crónicas através da supressão da lipoproteína lipase nos adipócitos *in vitro*, porque actua como o principal mediador na patogénese da infeção, da lesão tecidular e da inflamação. (Goh, 1990; Odeh, 1990).. O aumento da produção de TNFα tem sido associado a infecções retrovirais, como o *vírus da imunodeficiência humana* (VIH) e *o vírus da imunodeficiência símia* (SIV) (Khan et al., 1993). (Khan et al., 1993)..

Os macrófagos são células-alvo do FeLV C, uma vez que se verificou que este subtipo é altamente expresso em macrófagos, em contraste com o FeLV A. Os macrófagos infectados com FeLV C produzem quantidades mais elevadas de TNFα, especialmente em culturas de fibroblastos e macrófagos da medula óssea, embora também tenha sido descrito um elevado nível de expressão de FeLV em macrófagos infectados com este subtipo, o que tem sido relacionado com os elevados níveis de TNFα (Khan et al., 1993).. De forma semelhante ao VIH, foi demonstrado que o TNFα induz a expressão do VIH *in vitro (*Folks et al., *1989).* (Folks et al., 1989).

αAs células do linfoma tímico infectadas com FeLV C apresentam rácios de ácido palmítico aumentados, que demonstraram potenciar os efeitos do TNF . (Bjerve et al., 1987).. As células eritróides infectadas pelo FeLV C podem adquirir uma maior suscetibilidade aos efeitos inibitórios do TNFα através do aumento da produção de palmitato e, assim, ao suprimir os progenitores eritróides na medula óssea dos gatos, o FeLV C poderia induzir aplasia eritroide (Khan et al., 1993).

As disfunções dos macrófagos, incluindo defeitos na maturação de monócitos para macrófagos, têm sido relatadas em doentes com VIH, onde o aumento do TNFα tem sido associado à anemia e linfopenia, bem como à inibição da diferenciação das células B humanas, e o TNFα também foi encontrado elevado no soro em 50% dos doentes que desenvolveram SIDA (Kashiwa et al., 1987; Lähdevirta et al., 1988; Maury & Lăhdevirta, 1990). (Kashiwa et al., 1987; Lähdevirta et al., 1988; Maury & Lăhdevirta, 1990).. Com base nestas e noutras observações, foi proposto que o tratamento de doentes com SIDA deveria incluir antagonistas do TNFα (Lehmann et al. antagonistas (Lehmann et al., 1992).

Foi sugerido que a IL-1 está envolvida na regulação da produção de progenitores eritróides humanos (Zucali et al., 1987). A IL-1 também potencia os efeitos letais do TNFα. O TNFα e a IL-1 podem ser libertados de forma coordenada pelos macrófagos activados e um pode induzir a produção do outro. O efeito inibitório da IL-1 nos progenitores eritróides felinos foi avaliado e, em comparação com o TNFα, tem um efeito ligeiro nos progenitores eritróides felinos e um efeito moderado nos progenitores fibroblásticos. (Khan, 1992)..

6.7.1.6.1.3. SUPLEMENTO

Foi descrito que a incubação de soro normal de felino com FeLV resulta na ativação do complemento através da via clássica, o que poderia ser o resultado da interação do complemento com complexos imunes circulantes, demonstrada pelo consumo de componentes C1, C4, C2, C3 e, em menor grau, C3, no entanto, estas observações também indicaram uma virolise ineficiente do FeLV pelo soro normal de gato, No entanto, estas observações também indicaram uma virolise ineficiente do FeLV pelo soro normal dos gatos, pelo que se pensa que pode existir um fator que contribua para a relativa facilidade com que ocorre a infeção horizontal pelo FeLV nos gatos (Kobilinsky et al. (Kobilinsky et al., 1980)..

Os soros de primatas, incluindo os humanos, lisam os retrovírus na aparente ausência de anticorpos, em resultado da ativação do complemento. Por conseguinte, foi sugerido que, nos mamíferos superiores, o complemento constitui um mecanismo de defesa natural que inibe ou interfere com a infeção e a replicação do retrovírus. Além disso, foi demonstrado que a eficácia relativa da virolise mediada pelo complemento está correlacionada com a filogenia dos primatas (Sherwin et al., 1978; Welsh et al., 1976).. Em contrapartida, os soros de mamíferos inferiores, como os roedores, são incapazes de lisar os retrovírus. A ineficácia dos soros de felinos para lisar o FeLV indica que esta espécie também pertence a esta última categoria (Kobilinsky et al., 1980)..

6.7.1.6.1.4. INTERFERÃO

Os interferões (INF) são citocinas com diferentes funções biológicas e são classificados em IFN de tipo I, II e III. Os IFN-I são produzidos por células infectadas por vírus e são conhecidos como "INF virais". A sua indução é regulada pela via clássica e pela via dos receptores Toll-like (TLR), têm uma atividade antiviral não específica e participam no mecanismo de defesa inata, Além disso, induzem enzimas que degradam o ARN mensageiro viral, inibindo assim a replicação viral nas células vizinhas ou na célula que os produz, e induzem a apoptose das células com danos genéticos ou com uma proliferação descontrolada e das células infectadas por vírus, o que limita a propagação de uma célula para outra; Foi demonstrado que o INF-I inibe a libertação de partículas retrovirais ao interferir com o processamento das proteínas virais e a sua montagem em viriões completos, resultando em partículas virais defeituosas e não infecciosas. O INF pode também ser uma ponte eficaz entre a imunidade inata e a imunidade adaptativa, uma vez que pode promover a diferenciação e a função de vários tipos de células imunitárias, como as células dendríticas (DC), NK, células B, células T CD4+ e CD8+; além disso, o INF-I pode induzir respostas anti-proliferativas e anti-inflamatórias, bem como aumentar a expressão de moléculas MHC de classe I em todas as células, contribuindo para a eliminação de células infectadas. (Akira & Uematsu, 2007; Ballesteros et al., 2011; Cattori et al., 2011; Collado et al., 2007; Collado et al., 2009; Montaraz C, 2012)..

Existem diferentes tipos de INF-I, nomeadamente IFN-α, IFN-β, IFN-ω, entre outros, e a sua origem celular é variável: o IFN-β é produzido por várias células não hematopoiéticas, o IFN-α e o IFN-ω são produzidos por células hematopoiéticas. Este último é segregado por leucócitos infetados por vírus e tem efeitos antivirais, antiproliferativos e imunomoduladores, está envolvido na resposta não específica com base no aumento da expressão de várias proteínas de fase aguda e moléculas MHC-I; regula positivamente a atividade fagocítica dos glóbulos vermelhos, macrófagos, células NK e diminui a excreção viral recorrente (Chang et al., 2018; Krause et al., 2004; Sen, 2001).

O INF é atualmente utilizado como imunoterapêutico para infecções retrovirais em medicina humana e felina. O IFN-α humano (HuINF-α) foi utilizado pela primeira vez em gatos devido às suas propriedades antivirais e imunomoduladoras. No entanto, os IFN são específicos da espécie e os anticorpos neutralizantes desenvolvem-se várias semanas após o início da terapêutica e requerem doses elevadas de INF para se desenvolverem, tornando esta terapêutica ineficaz a longo prazo. Estes problemas podem ser ultrapassados com a administração de um INF específico para felinos (FeINF) (Ballesteros et al., 2011; Leal & Gil, 2016)..

Foram descritos vários subtipos de FeINF-α recombinante (rFeINF-α) que poderiam ter benefícios semelhantes aos observados nos seres humanos, como no tratamento de doenças virais crónicas e de vários tumores em gatos; no entanto, ainda não estão disponíveis para utilização clínica. A única FeINF-ω recombinante disponível no mercado (rFeINF-ω) é frequentemente utilizada no tratamento de infecções virais. Os gatos com FeLV tratados com esta substância apresentaram uma melhoria clínica significativa e um aumento do tempo de vida, mas a carga proviral e a viremia não se alteraram, o que sugere que a rFeINF-ω não tem um efeito antivírico, mas pode ter uma possível modulação do sistema inato; Sabe-se que o rFeINF-ω afecta a regulação negativa da atividade da retrotranscriptase (RT), afectando o ciclo do FeLV, diminuindo a viabilidade das células infectadas e suprimindo o processamento ou montagem de proteínas virais e/ou a libertação de viriões nas fases finais da maturação (Ballesteros et al., 2011; Collado et al., 2007; Wonderling et al., 2002)..

6.7.1.6.1.5. RECEPTORES TOLL-LIKE (TLR)

O sistema imunitário precisa de regular a sua ativação, uma vez que uma ativação inadequada ou desregulada pode ser prejudicial para a saúde, pelo que a deteção de agentes patogénicos é mediada por várias famílias de proteínas denominadas receptores de reconhecimento de padrões (PRRs), que se ligam a padrões moleculares associados a agentes patogénicos (PAMPs). Os receptores do tipo Toll (TLRs) fazem parte dos PRRs. Os TLR3 reconhecem componentes virais na superfície celular e os TLR3, TLR7, TLR8 e TLR9 reconhecem componentes virais porque estão localizados em compartimentos endossómicos e detectam ácidos nucleicos, pelo que um vírus tem de ser internalizado e transportado para o compartimento endossómico onde é degradado por enzimas da célula hospedeira, libertando o ácido nucleico viral. Uma vez reconhecido, as vias de sinalização intrínsecas são activadas e induzem IFN-I (Akira & Uematsu, 2007; Browne, 2020)..

Embora os TLRs induzam geralmente uma resposta imunitária protetora, há casos em que podem ser utilizados pelos vírus e contribuir para a patogénese, como no caso do VIH-1, em que os TLRs contribuem para o reconhecimento e a eliminação, mas podem também induzir a secreção de citocinas que favorecem um estado pró-inflamatório crónico, a replicação viral e a disseminação dos viriões. Outro caso é o do TLR3, que se pensa desempenhar um papel na formação de tumores induzida pela leucemia murina de Moloney e pelo FeLV, uma vez que pode ativar a sinalização NFκB através da região U3 do TLR; tem atividade anti-apoptose e promotora do crescimento, pelo que tem sido implicado na leucemogénese, sugerindo um papel do TLR3 na formação de tumores (Beyaert et al. (Beyaert et al., 2008; Hernandez et al., 2007)..

6.7.1.6.1.6. COMPLEXO PRINCIPAL DE HISTOCOMPATIBILIDADE (MHC)

Estes marcadores moleculares conferem ao indivíduo uma identidade tecidular que é reconhecida pelo sistema imunitário e codificam antigénios de classe I e II que participam na indução da resposta imunoespecífica através da apresentação do antigénio aos linfócitos T. As moléculas de MHC chegam à membrana celular ligadas a elementos próprios, pelo que, quando apresentadas às células T, não as activam. No entanto, se houver alterações patológicas ou infecciosas na célula e esta transportar uma molécula estranha em vez de uma molécula própria, a célula T é activada e responde imediatamente. A classe I (MHC-I) apresenta antigénios de origem viral ou tumoral às células Tc-CD8+ (citotóxicas); e a classe II (MHC-II) apresenta antigénios intravesiculares ou exógenos às células Th-CD4+ (helper). (Mach et al., 1996; Vega Robledo, 2009; Yuhki et al., 2008).

A distribuição do MHC-II no gato doméstico foi caracterizada em vários tecidos e em células mononucleares do sangue periférico, sendo expresso não só por células apresentadoras de antigénios, mas também por linfócitos T. Nos gatos persistentemente infectados com FeLV, foram observadas anomalias na expressão do MHC-II pelos linfócitos T, sugerindo que a estimulação crónica do vírus pode ser responsável por elevações sustentadas da expressão do MHC-II (Rideout et al., 1992). (Rideout et al., 1992)..

6.7.1.7. FACTORES CELULARES

6.7.1.7.1.1. EOSINOPHILES

São células de dupla função que actuam como moduladores da inflamação e como células fagocíticas, citotóxicas e de processamento de antigénios. No entanto, o seu envolvimento na infeção pelo FeLV ainda não está definido, mas em infecções por retrovírus, como o VIH, sabe-se que os eosinófilos podem atuar como um reservatório celular de vírus que pode ser difícil de atingir com medicamentos antivirais. (Wooley et al., 2000)..

A leucemia eosinofílica é rara em gatos e existem apenas dois relatos do envolvimento do FeLV neste tipo de leucemia. O primeiro relato foi de um gato que foi experimentalmente infetado com um gene *env* de um retrovírus felino recombinante (PR8) e suspeita-se que as alterações no envelope do vírus possam ter alterado a sua patogenicidade e causado este tipo de leucemia; O segundo caso era um gato positivo para FeLV por ELISA, o hemograma mostrava leucocitose com 77% de eosinófilos e o exame citológico dos aspirados da medula óssea, do fígado, dos gânglios linfáticos e do baço revelava uma predominância de eosinófilos maduros e imaturos. As referências na literatura indicam que a maioria dos gatos com leucemia eosinofílica são negativos para o FeLV, mas isso não exclui a possibilidade de o vírus permanecer latente na medula óssea e induzir uma alteração genética nas células estaminais hematopoiéticas (Gelain et al., 2006; Lewis et al., 1985; Sharifi et al., 2007)..

6.7.1.7.1.2. NEUTRÓFILOS

Fagocitam e degradam o organismo invasor utilizando o conteúdo do lisossoma através de dois mecanismos: independente e dependente do oxigénio. O FeLV afecta a função dos neutrófilos, que se acredita ser devido à inserção de sequências provirais, o que resultaria numa descendência de células fisiológica e estruturalmente alteradas, estas alterações afectam a capacidade quimiotáctica e fagocítica dos neutrófilos, algumas alterações são a redução da produção de espécies reactivas de oxigénio (ROS), a interferência nas interações proteicas ou causam alterações fundamentais na estrutura das proteínas (Lafrado & Olsen, 1986; Wardini et al., 2010)..

$^{2+}{}_{2}$A proteína quinase C (PKC) é uma enzima citoplasmática que regula muitos processos no neutrófilo, incluindo a explosão respiratória. Um dos substratos da

PKC é a enzima NADPH oxidase; quando os iões Ca são mobilizados, o sistema NADPH/NADH oxidase é ativado, o que reduz o oxigénio molecular para formar aniões superóxido (O), que são utilizados pelo neutrófilo para a atividade microbicida. A forma como o FeLV interfere com a atividade dos neutrófilos ainda não foi elucidada, não se sabendo se diminui diretamente a ativação da PKC ou da NADPH oxidase, mas pensa-se que o FeLV-p15E suprime possivelmente as funções celulares alterando a mobilização de Ca^{2+} (Dezzutti et al., 1989)..

6.7.1.7.1.3. MACROFAGAS

Estão localizados em todos os principais compartimentos do corpo e monitorizam eficazmente, o que sugere que as partículas virais tendem a ser absorvidas pelos macrófagos nas fases iniciais da infeção e, uma vez digeridas, podem atrasar ou mesmo impedir a propagação da infeção a células susceptíveis, No entanto, o vírus pode replicar-se nos macrófagos e espalhar-se pelos órgãos e tecidos, e os monócitos infectados na circulação podem espalhar a infeção através da sua migração pelo corpo, pelo que os macrófagos podem desempenhar um papel crucial no resultado da infeção (Mims, 1964; Mogens, 1964). (Mims, 1964; Mogensen, 1979)..

Sabe-se que a função deficiente dos macrófagos aumenta a suscetibilidade dos gatos ao FeLV; com a administração experimental de corticosteróides, observou-se que a atividade dos macrófagos diminui, resultando na incapacidade de conter a infeção nas fases iniciais, na replicação viral nos tecidos linfóides e no desenvolvimento da doença, pelo que se pensa que os macrófagos podem atuar como células efectoras contra o FeLV, como iniciadores da resposta imunitária através da apresentação de antigénios e de outros mecanismos cooperativos dos linfócitos (Hoover et al., 1981; Ogilvie et al., 1988; Ogilvie et al., 1988). (Hoover et al., 1981; Ogilvie et al., 1988)..

Os macrófagos de gatos jovens são mais susceptíveis e têm uma maior taxa de replicação em linfócitos do que os gatos adultos, e acredita-se que isto se deve ao facto de os macrófagos adultos amadurecerem para uma resposta eficaz contra o retrovírus (Hoover et al., 1981; Rojko et al., 1979)..

6.7.1.7.1.4. CÉLULAS CITOTÓXICAS

As células NK são linfócitos do sistema imunitário inato e matam as células cancerígenas e infectadas por vírus através da expressão de múltiplos receptores na superfície celular que lhes permitem reconhecer células infectadas ou transformadas e, após identificação e ativação da célula-alvo, as células NK produzem citocinas (como o INF-α) que libertam grânulos citotóxicos contendo granzimas e perforinas para induzir a apoptose das células-alvo. A ativação das células NK durante as infecções virais depende de citocinas e da interação com outras células imunitárias, sendo a sua ativação imediata muito importante para o controlo destas infecções. No entanto, sabe-se que o retrovírus Friend (FV) em ratinhos pode manipular factores moleculares ou celulares que suprimem a resposta das células NK, de modo a que estas careçam de citocinas para uma ativação eficaz, e sabe-se que o vírus inibe a expressão do ligando pelo qual as células NK reconhecem as células infectadas; Numa outra experiência, foi utilizado um péptido sintético (CKS-17) com homologia a uma região da p15E conservada entre numerosos retrovírus, que se observou diminuir quase por completo a capacidade das células NK responderem ao IFN-α, pelo que se pensa que este pode ser um mecanismo de imunossupressão por inibição da sua função; Apesar desta informação sobre a interação dos retrovírus com as células NK, o papel destas células na infeção pelo FeLV não é claro, pois não existe informação recente e o último estudo publicado foi o de Kooistra & Splitter em 1985 onde referem que as células NK não têm um papel importante na defesa imunitária contra o FeLV, no entanto poderíamos pensar que a sua interação é semelhante à dos retrovírus já referidos (Guven et al., 2005). (Guven et al., 2005; Harris et al., 1987; Kooistra & Splitter, 1985; Littwitz-Salomon et al., 2016; Littwitz-Salomon et al., 2018; Vieira et al., 2022)..

6.7.2. ÓRGÃOS E CÉLULAS DA RESPOSTA IMUNITÁRIA

A célula-alvo do FeLV é o monócito-macrófago e muitos investigadores relataram anomalias na resposta imunitária adaptativa, como a redução dos linfócitos paracorticais nos linfonodos, a atrofia tímica, a leucopenia e a disfunção leucocitária. +Um exemplo disto é a síndrome de imunodeficiência induzida pelo FeLV, ou FeLV-FAIDS, em que o gene gp-70 induz a imunodeficiência e influencia a capacidade de resposta dos anticorpos CD4 e dependentes dos linfócitos T, levando ao desenvolvimento da síndrome de imunodeficiência fatal. (Ackley et al., 1990; Ogilvie et al., 1988)..

A atrofia dos tecidos linfóides é frequentemente acompanhada de linfopenia, e as doenças secundárias que ocorrem nestes gatos podem incluir anemia, enterite (mieloblastopenia), debilitação geral, peritonite infecciosa felina, feridas crónicas que não cicatrizam e abcessos cutâneos, gengivite e estomatite crónicas e doença respiratória superior crónica. (Hardy, 1982)..

6.7.2.1. PRIMÁRIO: TIMO, MEDULA ÓSSEA

6.7.2.1.1. TIMO

Os gatinhos infectados pré-natal ou neonatalmente com FeLV têm uma taxa de mortalidade mais elevada e desenvolvem uma atrofia tímica acentuada, denominada "síndrome do gatinho desmaiado", que conduz a uma imunossupressão grave e morte precoce. (Hartmann, 2012a). Muitos gatinhos infectados desenvolvem uma síndrome de nanismo com atraso de crescimento, atrofia tímica e morte entre as 8 e as 12 semanas de idade. O FeLV replica-se melhor em células que se dividem rapidamente, pelo que se replica em grande número nos linfócitos tímicos e destrói-os, o que resulta numa resposta imunitária deficiente que leva à predisposição para doenças infecciosas secundárias. Estes gatinhos desenvolvem frequentemente septicemia, doença do trato respiratório superior, pneumonia e infecções cutâneas generalizadas que podem levar à morte. Não se sabe se a atrofia tímica é mediada por um mecanismo auto-agressivo, como o que ocorre nos ratos infectados com MuLV, ou por linfocitólise direta (Hardy, 1982)..

6.7.2.1.2. MARROLA DE OSSO

Como já foi referido, a medula óssea pode ser alterada pelo FeLV, conduzindo a mielossupressão ou mielodisplasia, alterações hematológicas como anemia regenerativa ou não regenerativa, neutropenia persistente, transitória ou cíclica devido a hipoplasia mieloide em todas as fases granulocíticas, conduzindo a alterações nos precursores dos neutrófilos; trombocitopenia e anomalias da função plaquetária, anemia aplástica (pancitopenia), síndroma tipo panleucopenia e paragem da maturação nas fases de mielócitos e metamielócitos. Estas alterações são causadas pelo facto de as células do microambiente da medula óssea constituírem um reservatório para o FeLV, onde o provírus pode estar latente nas células progenitoras mielomonocíticas e nos fibroblastos do estroma, podendo o provírus inativar genes nestas células, Para além destas alterações, sabe-se que a exposição da medula óssea a algumas estirpes do vírus pode causar supressão da eritrogénese e inflamação crónica devido à elevada concentração de citocinas (Abdollahi-Pirbahi-Pirbahi). (Abdollahi-Pirbazari et al., 2019; Hartmann, 2012a; Stützer et al., 2010)..

6.7.2.2. ÓRGÃOS LINFÓIDES

6.7.2.2.1. LYMPHONODOS

A atrofia e a hiperplasia linfáticas estão presentes nos gatos infectados com FeLV. Os gânglios linfáticos podem ser pequenos, com uma redução acentuada dos linfócitos na área paracortical, podendo estas áreas ser ocupadas por células reticulares e alguns linfócitos e, em resultado da atrofia dos tecidos linfóides, pode haver linfopenia. A depleção linfoide também ocorre nas placas de Peyer e muitos gatos infectados desenvolvem enterite crónica. No entanto, nos gatos com infecções secundárias há hiperplasia folicular, congestão e infiltração de células plasmáticas, neutrófilos e histiócitos na zona medular dos gânglios linfáticos (Hardy, 1982)..

6.7.2.2.2. BAZO

As alterações linfóides do baço são menos acentuadas do que as alterações dos gânglios linfáticos nos gatos infectados com FeLV. A hiperplasia folicular é ocasionalmente observada em infecções secundárias. Alguns gatos apresentam redução de toda a polpa branca (Hardy, 1982).

6.7.3. IMUNIDADE MEDIADA POR CÉLULAS

Os linfócitos T citotóxicos (CTL) encontram-se entre os primeiros mecanismos de defesa em resposta a infecções virais e retrovirais, desempenham um papel na eliminação e no controlo da replicação em infecções persistentes e podem determinar o resultado da infeção. O FeLV pode ter um efeito silenciador na imunidade humoral, resultando em níveis indetectáveis ou muito baixos de anticorpos neutralizantes em gatos persistentemente virémicos. Ocorre um efeito semelhante na resposta celular, uma vez que a atividade dos linfócitos T citotóxicos é observada até 4 a 7 semanas após a exposição ao vírus, os linfócitos T CD4+ e CD8+ são perdidos e os linfócitos T infectados produzem baixos níveis de factores estimulantes dos linfócitos. Este atraso temporário e a perturbação dos mecanismos imunitários podem permitir que o vírus infecte um maior número de células. Foi também observado que o reconhecimento das células T citotóxicas para *gag/pro* (protease, PT) ocorre 4 a 7 semanas após a exposição e para *env* ocorre 10 a 13 semanas após a exposição. Este tempo de reconhecimento é independente do resultado da infeção (Flynn et al., 2002; Hartmann, 2012a)..

Embora as propriedades imunossupressoras exactas do FeLV ainda não sejam conhecidas, acredita-se que o péptido p15E do envelope inibe a função das células T e B, altera a morfologia, interfere com a resposta citotóxica dos linfócitos, a produção e acumulação de IL-2 e do fator ativador de macrófagos (MAF) (Copelan et al., 1983; Mathes et al., 1979; Orosz et al., 1985; Orosz et al., 1985). (Copelan et al., 1983; Mathes et al., 1979; Orosz et al., 1985)..

6.7.3.1. IMUNIDADE HUMORAL

A indução de anticorpos neutralizantes pode impedir a infeção antes da integração do provírus na célula e a sua persistência; neutralizam apenas um serótipo (FeLV A, B ou C), ou seja, o A não neutraliza o B. Os seus principais alvos são as proteínas de superfície SU gp70, envelope e transmembrana TM p15E, das quais estão descritas propriedades imunossupressoras; também foram registados anticorpos contra gp73, p58 e p27 (Denner et al., 2010; Harder, 1982; Harder, 1982). (Denner et al., 2010; Hardy, 1982).. A ligação dos anticorpos à gp70 bloqueia a ligação do vírus aos receptores celulares ou interrompe o processo de penetração, impedindo assim a infeção (Ginel Perez et al., 2010; Hardy, 1982). (Ginel Perez et al., 1996).. A integração do antigénio p15E nas vacinas foi proposta, uma vez que a atividade imunossupressora se correlaciona com a carga viral, pelo que se considera improvável que a pequena quantidade de p15E na vacina cause imunossupressão; no entanto, embora tenha sido observada a produção de anticorpos contra esta proteína em gatos imunizados, alguns outros infectados com FeLV e com títulos elevados de anticorpos contra a proteína p15E, foi observado um envolvimento reduzido na neutralização do vírus, pelo que pode não apresentar qualquer benefício na imunização (Langhammer et al., 2005; Langhammer et al., 2006)..

Os níveis de anticorpos estão relacionados com a velocidade de recuperação da infeção, uma vez que os gatos que desenvolvem níveis elevados de anticorpos contra o FeLV não têm viremia ou têm uma viremia breve, ao contrário dos gatos com níveis baixos que têm uma infeção persistente. Os gatos que terminaram a infeção cerca de 2 semanas depois de desenvolverem viremia tinham níveis elevados de anticorpos para todos os componentes virais e muitos destes eram para os antigénios gp73, p58, p27, p24 e p15E, ao contrário dos gatos que não tiveram uma fase viral prolongada. Isto prova que a quantidade de anticorpos contra componentes específicos do vírus é tão importante como a quantidade total de anticorpos contra todos os componentes, e teoriza-se que existem dois mecanismos que ajudam a terminar a infeção, sendo o mecanismo primário baseado na capacidade de neutralização do vírus e o segundo na atividade dos anticorpos contra as células infectadas Higgins, 1980.

Outro tipo de anticorpo que pode aparecer após a exposição ao vírus é o anticorpo para FOCMA, um acrónimo de *Feline Oncornavirus-associated Cell Membrane Antigen*, que está presente na membrana das células neoplásicas. Os gatos com anticorpos contra o FOCMA têm um baixo risco de desenvolver neoplasia (Ginel Perez et al., 1996; Jarret & Russell, 1978)..

Os anticorpos neutralizantes e os linfócitos T citotóxicos são importantes na proteção dos gatos contra o FeLV, mas na maioria dos casos os anticorpos neutralizantes estavam presentes quando os gatos com viremia transitória recuperavam, ao contrário dos linfócitos T citotóxicos específicos que estavam presentes uma semana após a exposição, e os gatos imunizados com uma vacina de ADN estavam protegidos da infeção sem desenvolver anticorpos neutralizantes do vírus; para que os anticorpos impeçam a propagação do vírus e estabeleçam a resistência à infeção, é provável que a imunidade mediada por células se encarregue da eliminação das células já infectadas e proteja contra o desenvolvimento de uma infeção latente (Cattori et al., 2007a). (Argyl et al., 2001).

6.7.4. TESTES DE DIAGNÓSTICO

Os testes que podem ser realizados rapidamente na clínica são o point of care ELISA (POC) ou o teste rápido de imunomigração (RIM), que são os primeiros a ser realizados e utilizam soro, plasma ou sangue total, não devendo ser utilizadas lágrimas ou saliva. Detectam o antigénio p27 solúvel no dia 30 após a exposição ao FeLV e demonstraram uma boa sensibilidade e especificidade. A imunidade materna e vacinal não interfere com o teste. Se o resultado for positivo ou se se pensar que é um falso positivo, deve ser confirmado com testes de seguimento, como o teste ELISA em microplaca para o FeLV p27, o teste de reação em cadeia da polimerase (PCR) ou o teste de anticorpos imunofluorescentes (IFA), embora também possa ser utilizado um teste POC de um fabricante diferente (Little et al. (Little et al., 2020; St Denis, 2022)..

O IFA detecta o antigénio p27 e outros antigénios estruturais do núcleo no citoplasma das células, detecta a viremia secundária quando a medula óssea está infetada e, se a produção de antigénio for insuficiente, a infeção não é detectada; na prática clínica, é utilizado o sangue periférico, mas também podem ser utilizadas a medula óssea e outras citologias de tecidos (Little et al., 2020; St Denis, 2022)..

A PCR amplifica e detecta o material genético viral, o ADN proviral ou o ARN viral através do emparelhamento de fragmentos genéticos curtos e detecta quantidades muito pequenas de material genético viral. Os laboratórios de diagnóstico oferecem cada vez mais ensaios de PCR no sangue total, na medula óssea e noutros tecidos, e ajudam a resolver resultados de testes contraditórios se for obtido um resultado positivo (**Quadro 3**). (Little et al., 2020; St Denis, 2022)..

Tabela 3: Variações na PCR. Modificado de (Little et al., 2020; St Denis, 2022; Stone et al., 2020).

Tipo de PCR	Especificações
PCR em tempo real	Sensível e rápido, pode utilizar sangue total, medula óssea e outros tecidos para ajudar a detetar gatos em regressão.
PCR quantitativa em tempo real	Ajuda a classificar o curso da infeção, < 1 milhão de cópias/ml de ADN proviral é mais provável que seja um doente regressivo, e com ≥1 milhão de cópias/ml de ADN proviral é provável que seja um doente progressivo.
PCR de ADN em tempo real	É altamente sensível e específico, detecta o provírus no sangue periférico e pode detetar gatos progressivos e regressivos.
PCR pró-viral	Detecta o provírus no sangue periférico ou na medula óssea de gatos 1-2 semanas após a exposição ao vírus, detecta gatos infectados regressivamente.

PCR de transcriptase reversa (RT-PCR)	Detecta o ARN viral na saliva e é um parâmetro fiável de antigenemia, ajudando a classificar o curso da infeção, este teste pode detetar a infeção 1-3 semanas após a exposição.
RT-PCR em tempo real	Detecta o ARN viral uma semana após a exposição ao FeLV.

Como mencionado no tópico sobre o curso da infeção, é importante estar ciente dos diferentes cursos de apresentação do FeLV para interpretar corretamente os resultados dos testes de diagnóstico e aplicá-los adequadamente para determinar a infeção em gatos (**Figura 19**).

A infeção progressiva é normalmente confirmada por testes POC repetidos que detectam o antigénio p27, indicando antigenemia, pelo que é necessário repetir os testes com várias semanas ou meses de intervalo, normalmente 16 semanas, uma vez que os resultados positivos indicam infeção progressiva. No entanto, durante a infeção inicial, quando ainda não existe um equilíbrio entre o vírus e o hospedeiro, alguns gatos podem alternar entre resultados positivos e negativos (designados por "alternância"). (Hofmann-Lehmann & Hartmann, 2020; Little et al., 2020).. Esta infeção é acompanhada pela persistência de ADN proviral que é detectado por PCR e, se a carga proviral for medida por PCR quantitativa, observa-se uma carga viral elevada (Hofmann-Lehmann & Hartmann, 2020; Little et al., 2020). (Hartmann, 2012a).

Os gatos com infeção regredida apresentarão resultados negativos o mais tardar 16 semanas após a infeção; a PCR pode detetar o provírus no sangue de gatos infectados regredidos com antigénio negativo; estão também associados a uma carga baixa de ADN proviral e, embora seja provável que estes gatos nunca eliminem a infeção, as cargas provirais podem descer abaixo do limite de deteção, o que também depende da sensibilidade da PCR; no entanto, outros testes em que os gatos são positivos para o ARN viral demonstraram ser mais susceptíveis de reativar o vírus do que os gatos negativos para o ARN viral

(Hofmann-Lehmann & Hartmann, 2020; Little et al, 2020). (Hofmann-Lehmann & Hartmann, 2020; Little et al., 2020)..

Durante a infeção abortiva, o gato consegue parar a infeção antes da integração do provírus e todos os testes de antigénio, ARN viral e ADN proviral são negativos, tornando a presença de anticorpos a única indicação de infeção. (Hofmann-Lehmann & Hartmann, 2020; Little et al., 2020)..

Na infeção focal, o antigénio p27 pode estar presente no sangue, mas o isolamento do vírus infecioso é negativo. Se isto persistir durante anos, é porque o sistema imunitário do gato mantém a replicação do vírus isolada em determinados tecidos, pelo que o antigénio pode ser produzido de forma intermitente ou mínima, resultando em testes de antigénio fracamente positivos ou discordantes, que podem alternar entre resultados positivos e negativos. (Hartmann, 2012a; Hofmann-Lehmann & Hartmann, 2020)..

Figura 19. Ferramenta de diagnóstico para o FeLV do Comité Consultivo Europeu para as Doenças dos Gatos (ABCD). Modificado de (Hofmann-Lehmann & Hartmann, 2020)

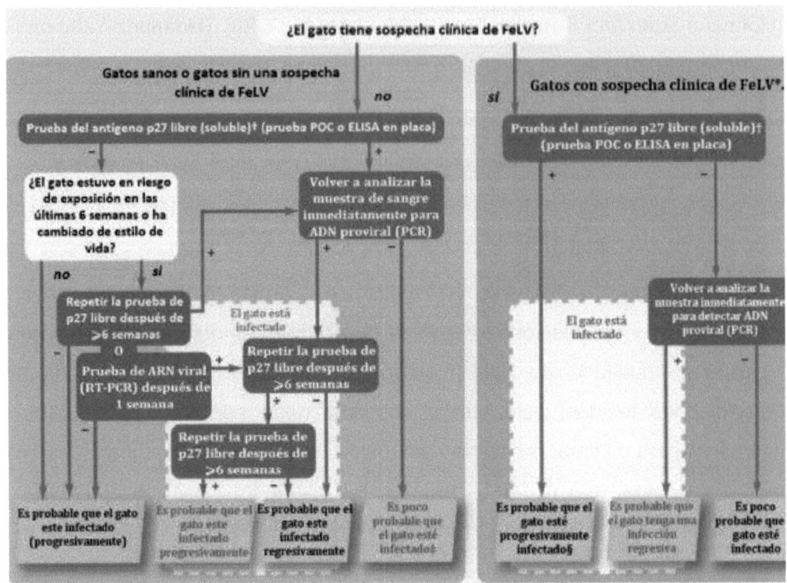

† **Sempre que** a análise do antigénio p27 livre do FeLV em amostras de sangue (POC ou ELISA em placa) for sugerida em qualquer uma das etapas do algoritmo, pode ser utilizada, em alternativa, a análise do ARN viral em amostras de saliva (RT-PCR). ‡ **Em** casos muito raros, a infeção focal pelo FeLV pode resultar num resultado positivo do antigénio p27 livre e negativo da PCR do provírus em amostras de sangue. §**Em** gatos com uma suspeita clínica de infeção por FeLV e um teste positivo do antigénio p27 livre, não é necessário um teste de confirmação, uma vez que um teste falso positivo é menos provável nestes gatos; o valor preditivo positivo é elevado, uma vez que os gatos já se encontram no grupo com um risco elevado de infeção por FeLV.

6.7.5. ONCOGÉNESE VIRAL ASSOCIADA AO FELV

Os proto-oncogenes são genes que codificam proteínas promotoras de crescimento e **os oncogenes** são as suas versões mutadas que permitem que as células se tornem "auto-suficientes". A mutagénese insercional é a causa das neoplasias induzidas pelo FeLV; o vírus tem um gene promotor que se insere perto de um proto-oncogene (geralmente *myc*), alterando-o e transformando-o num oncogene, levando a uma proliferação descontrolada. A Tabela 4 mostra os loci onde o FeLV está normalmente integrado e as neoplasias onde são frequentemente identificados (Fujino et al., 2008; Modiano, 2013)..

Os subgrupos de FeLV influenciam a biodiversidade das estirpes, uma vez que os subgrupos A e B podem combinar-se com *myc* ou TCR para criar FeLV-MYC ou FeLV-TCR, ambos considerados produtores de tumores. A estirpe Rickard do FeLV (FeLV-R) integra-se perto do gene *c-myc*, causando a sua sobreexpressão. (Modiano, 2013)..

As sequências de ARN do exFeLV podem introduzir o oncogene e formar um vírus recombinante, como o FeLV-B ou o FeSV, que contêm células com sequências oncogénicas, pelo que os vírus recombinantes que entram numa nova célula são oncogénicos, razão pela qual o exFeLV tem um papel importante na tumorigénese dos gatos. (Hartmann, 2012a; Modiano, 2013)..

O genoma do FeLV-A pode recombinar-se com oncogenes celulares, resultando no FeSV que contém um de vários oncogenes, tais como *fes, fms ou fgr*. Durante este processo, parte do gene *gag*, *env* e todos os genes polares são perdidos, tornando o FeSV dependente do FeLV para se replicar, pelo que os gatos com FeSV são FeLV positivos. Como pode haver diferentes recombinações com vários proto-oncogenes, o resultado é uma recombinação única e distinta em cada isolado, mas todos produzem fibrossarcomas. Estes fibrossarcomas tendem a crescer rapidamente e apresentam frequentemente múltiplos nódulos cutâneos ou subcutâneos localmente invasivos, podendo metastizar para o pulmão e outros locais. Existem outros fibrossarcomas com caraterísticas diferentes dos causados pelo FeSV, classificados como sarcomas do local de injeção felino (FISS), que são causados por inflamação granulomatosa após inoculação com vacinas com adjuvante, mas não se sabe se o FeSV ou o FeLV influenciam o desenvolvimento de FISS (Hartmann, 2012a; Modiano, 2013)..

Tabela 4. Sítios de integração comuns identificados em neoplasias associadas ao FeLV (Fujino et al., 2008).

Locus	Tipo de tumor
c-myc	Tumor linfoide de células T (principalmente linfoma tímico)
flvi-1	Tumor linfoide (linfoma esplénico)
flvi-2	Tumor linfoide de células T (principalmente linfoma tímico)
ajuste-1	Tumor linfoide de células T (principalmente linfoma tímico)

pim-1	Tumor linfoide de células T (principalmente linfoma tímico)
flit-1	Tumor linfoide de células T (linfoma tímico)

6.7.6. VACINAS E VACINAÇÃO

O controlo do FeLV requer necessariamente uma combinação de acções como a identificação de gatos infectados através de testes de diagnóstico para os separar de gatos susceptíveis, a desinfeção de locais de gatos positivos, calendários de vacinação personalizados e monitorização serológica frequente dos títulos de anticorpos séricos. (Sanchez Pacheco, 2019).

6.7.6.1. FACTORES A CONSIDERAR NO ESTABELECIMENTO DE UM CALENDÁRIO DE VACINAÇÃO

A imunidade adaptativa induzida pela vacina é influenciada por uma interação de factores exclusivos de cada doente. É impossível prever o resultado da vacinação ou da exposição a um agente patogénico e a vacinação nunca deve ser oferecida como garantia de proteção. O risco de infeção e o desenvolvimento da doença dependem de vários factores, incluindo a idade, o estado de saúde, a extensão da exposição ao vírus, a prevalência geográfica da infeção e o historial de vacinação; Os factores que afectam negativamente a capacidade de resposta à vacinação incluem a interferência dos anticorpos de origem materna (MDA), a imunodeficiência congénita ou adquirida, a doença ou infeção concomitante, a nutrição inadequada, os medicamentos imunossupressores, o stress crónico e a imunossenescência, uma resposta imunitária envelhecida em indivíduos geriátricos. A idade é um elemento importante na avaliação do perfil de risco de um indivíduo, uma vez que as doenças infecciosas são mais prevalecentes nos gatinhos e nos gatos com menos de 6 meses de idade do que nos gatos adultos, pelo que os gatinhos representam uma população-alvo privilegiada para a vacinação. O MDA proporciona uma proteção importante ao gatinho, mas também pode interferir com as vacinas ou neutralizá-las. Uma vez que os níveis de MDA variam de indivíduo para indivíduo, a idade em que o gatinho responderá à vacinação também varia, e acredita-se que a causa mais comum de insucesso da vacinação em gatinhos é a vacinação demasiado precoce (quando o MDA ainda está a interferir). Outra causa a ter em conta na definição do calendário de vacinação é a densidade populacional e a exposição a outros gatos (creches, gatis, famílias de acolhimento ou abrigos), uma vez que estes são factores que aumentam o risco de exposição ao FeLV; deve também notar-se que a introdução de novos indivíduos no agregado familiar constitui um risco potencial tanto para o gato introduzido como para o grupo, devido à possível introdução do vírus e à imunossupressão causada pelo stress gerado pela mudança social; e embora os gatos de interior possam estar em baixo risco de contacto com o vírus, podem estar em risco devido a fómites trazidos pelo proprietário (Ford et al., 2013). (Ford et al., 2013).

Quadro 5: Variáveis de avaliação do risco que determinam um esquema de vacinação individualizado. Modificado de (Stone et al., 2020)

Factores de risco	**Considerações**
Idade e fase da vida	Suscetibilidade, MDA, nível de atividade, estado reprodutivo
Estado de saúde	Doenças coexistentes
Exposição ao FeLV	Prevalência geográfica, estilo de vida, alojamento
História	Eventos adversos à vacinação, resposta da ninhada à vacinação, doenças anteriores
Imunodeficiência	Congénita ou adquirida (incluindo stress crónico)

6.7.6.2. VACINAS DISPONÍVEIS NO MÉXICO

O objetivo da vacinação é evocar uma resposta imunitária que permita aos gatos recuperar da exposição ao FeLV. Foi introduzida no mercado uma série de vacinas que demonstraram oferecer proteção contra a viremia persistente. A utilização destas vacinas, juntamente com o aumento dos testes de rotina, é provavelmente responsável pela redução da prevalência da infeção por FeLV na população de gatos domésticos (Grosenbaugh et al., 2017).. Quatro vacinas são atualmente comercializadas no México, duas vacinas de vírus inativados,

Leukocell® 2 e Nobivac® Feline 2-FeLV, e duas vacinas de vírus recombinantes, PureVax Feline 4 FeLV® e Leucogen® (**Tabela 6**).

O Leukocell® 2 é preparado a partir de uma linha celular linfoide transformada em FeLV que liberta partículas virais solúveis em meio de cultura celular, induz anticorpos contra gp70, FOCMA e anticorpos neutralizantes. (Zoetis, 2023). O anti-FOCMA está associado à proteção contra a doença neoplásica, mas o seu papel na proteção contra a viremia persistente não é claro; no entanto, esta vacina demonstrou proteger contra a viremia persistente durante pelo menos 12 meses (Harbour et al., 2002). (Harbour et al., 2002).

A Nobivac ® Feline 2-FeLV contém subgrupos A e B do vírus da leucemia felina derivados de culturas de tecidos, os antigénios virais foram quimicamente inactivados, os estudos indicam que esta vacina protege durante dois anos contra a viremia persistente; e embora os gatos pós-vacinação não desenvolvam anticorpos neutralizantes, parece prepará-los para uma resposta de anticorpos neutralizantes quando entram em contacto com o FeLV, foram também observadas quantidades inferiores de ADN proviral e cargas plasmáticas de ARN viral (MSD, 2023; Patel et al., 2015; Pedersen, 1993). (MSD, 2023; Patel et al., 2015; Pedersen, 1993)..

PureVax Feline 4 FeLV® contém os genes *env* e *gag* do FeLV-A que foram inseridos no vetor do vírus canaripox através da tecnologia de ADN recombinante, e demonstraram conferir proteção contra a exposição oronasal. A utilização de vectores virais vivos é uma alternativa e o vetor do vírus canarypox (ALVAC) é um dos mais estudados, uma propriedade natural do ALVAC é que só se pode multiplicar em espécies aviárias, tornando-o seguro para o hospedeiro vacinado e, embora não se multiplique em mamíferos e produza proteínas a partir dos genes do FeLV (Paoletti, 1996; Patel et al., 2015; Poulet et al., 2003)..

Leucogen® que é outra vacina recombinante, mas esta é uma vacina de subunidade, ou seja, é a fração da proteína p45 do *env*, a glicoproteína SU do envelope gp70 *env* (Jarrett & Ganière, 1996; Langhammer et al., 2011). (Jarrett & Ganière, 1996; Langhammer et al., 2011)

Ambas as vacinas recombinantes induzem anticorpos neutralizantes, uma vez que contêm a glicoproteína do envelope, que está provavelmente envolvida na eliminação de partículas de vírus livres, e também foi demonstrado que os genes *env* e *gag* são visados por linfócitos T citotóxicos e são responsáveis pela eliminação de células infectadas com FeLV. (Flynn et al., 2000; Poulet et al., 2003)..

Quadro 6: Vacinas atualmente disponíveis no México para o FeLV. Modificado de (Aguilar B et al., 2019)..

Vacina	Tipo de vacina	Nome	Conteúdo
Herpesvírus felino (HVF-1) Calicivírus felino (FVC) Panleucopénia viral felina (FVP) *C. felis* Leucemia viral felina	Imunogénio ativo (HVF-1, CVF, PVF, *C. felis)* e vírus recombinante em vetor (FeLV)	PureVax Feline 4 FeLV® FeLV	^{4,9} HVF-1 estirpe F-2 ≥ 10 $DICC^{50}$ Estirpes CVF 431 e GI ≥ 2U ELISA ^{3,5}PVF ≥ 10 $DICC^{50}$ Estirpe *de Chlamydia felis* ^{3,0} 905 ≥ 10 DIE^{50} ^{7,2} Vetor recombinante do FeLV para canarypox Vcp ≥ 10 $DICC^{50}$
Leucemia viral felina	Subunidade recombinante	Leucogénio	FeLV p45 pelo menos 102µg (fração p45 da gp 70)
	Vírus inactivado	Leucócitos 2	Vacina de antigénios virais múltiplos (subgrupos A, B, C e antigénio FOCMA), produzida a partir de uma linha celular linfoide transformada pelo FeLV que liberta partículas virais solúveis em meio de cultura celular.
	Vírus Inactivado	Felino 2-FeLV ®	Contém culturas de tecidos, derivadas de FeLV, subgrupos A e B. Os antigénios virais foram inactivados quimicamente.

6.7.6.3. SUGESTÕES PARA UM PROTOCOLO DE VACINAÇÃO

A Associação Americana de Hospitais de Animais (AAHA) publicou em 2020 um guia para a vacinação de gatos (**Tabela 8**), que divide as vacinas em essenciais (recomendadas para todos os gatos) e não essenciais (recomendadas com base numa avaliação individualizada do risco/benefício), para que os protocolos de vacinação possam ser desenvolvidos com base nos factores de risco de cada paciente, lembrar-se de conhecer o estado retroviral antes da vacinação, uma vez que em gatos positivos não causa danos ou o desenvolvimento da doença, mas também não gera qualquer benefício, uma vez que vacinar um gato positivo ou um gato cujo estado retroviral é desconhecido, pode gerar falsas expectativas nos proprietários que podem levar a questionar a eficiência da vacina se a doença finalmente ocorrer. (Aguilar B et al., 2019; Stone et al., 2020)..

Quadro 7: Diretrizes de vacinação contra o FeLV. Modificado de (Aguilar B et al., 2019; Stone et al., 2020)..

Gatos de interior	Vacina contra o FeLV Inactivada ou Recombinante	Gatinhos (<16 semanas)	Gatos >16 semanas (não vacinados)	Comentários
		Administrar a primeira dose às 8-9 semanas de idade e o reforço 3-4 semanas mais tarde. Finalmente, 1 dose por ano.	Administrar 2 doses com 3-4 semanas de intervalo. Posteriormente, 1 dose um ano mais tarde.	Recomenda-se que se conheça o estado retroviral do doente antes da vacinação. Considerada uma **vacina essencial** para gatinhos e gatos adultos jovens com menos de 1 ano de idade devido à suscetibilidade relacionada com a idade. Considerada uma **vacina não essencial** para gatos adultos de baixo risco (sem exposição potencial a outros gatos FeLV+ ou gatos com estatuto desconhecido de FeLV).
Gatos de abrigo		Menos de 20 semanas de idade	Mais de 20 semanas de idade	Recomenda-se que se conheça o estado retroviral do doente antes da vacinação. **Abrigo:** Os gatos positivos devem ser separados dos gatos negativos. A vacinação é recomendada para gatos mantidos em grupos cujo estatuto retroviral é desconhecido. **Canil:** Deve estar isento de FeLV, caso em que a vacinação não é necessária.
		Administrar a primeira dose às 8-9 semanas de idade e o reforço 3-4 semanas mais tarde.	Administrar 2 doses com 3-4 semanas de intervalo.	

7. CONCLUSÃO

Com base na informação recolhida neste trabalho, podemos concluir que vários factores influenciam o resultado da interação do FeLV com o hospedeiro, mas principalmente o sistema imunitário determinará o resultado, uma vez que o controlo da infeção viral envolve a resposta inata e a sua magnitude e qualidade estão envolvidas na resposta adaptativa subsequente, que determina a resposta de memória. Esta interação determinará o curso da infeção e, para conseguir um estadiamento correto da infeção, é importante conhecer a duração da viremia, se esta estiver presente, e saber em que momento o antigénio p27 pode ser detectado no sangue, o que nos ajudará a utilizar corretamente os testes POC e PCR. Os gatos que desenvolvem a doença associada ao FeLV são aqueles que têm uma resposta imunitária fraca ou ausente, o vírus afecta vários sistemas diferentes e é comum o desenvolvimento de tumores em diferentes órgãos. Embora não exista um tratamento específico para o FeLV, o rFeINF-ω tem sido utilizado e os doentes têm registado melhorias clínicas. Alguns dos mecanismos pelos quais o FeLV escapa à resposta imunitária em alguns gatos e como outros têm uma melhor resposta contra o vírus continuam por elucidar, uma vez que a informação disponível é antiga e não existem muitos estudos actuais que continuem a aprofundar o assunto, este trabalho pode servir para despertar a curiosidade de outros investigadores para continuarem a aprofundar o assunto.

8. REFERÊNCIAS

Abdollahi-Pirbazari, M., Jamshidi, S., Nassiri, S. M., & Zamani-Ahmadmahmudi, M. (2019). Medição comparativa da carga de FeLV em tecidos hemolinfáticos de gatos com citopenias hematológicas. *BMC Veterinary Research*, *15*(1), 460. https://doi.org/10.1186/s12917-019-2208-y. https://doi.org/10.1186/s12917-019-2208-y

Abujamra, A. L., Akinsheye, I., Faller, D. V., Ghosh, S. K., Spanjaard, R. A., & Zhao, X. (2006). A repetição terminal longa do vírus da leucemia ativa a via NFkF através de um mecanismo dependente de TLR-3. *Virologia*, *345*(2), 390-403.

Ackley, C. D., Cooper, M. D., Dean, G. A., Donahue, P. R., Hoover, E. A., Mullins, J. I., . . . Quackenbush, S. L. (1990). Lymphocyte Subset Alterations and Viral Determinants of Immunodeficiency Disease Induction by the Feline Leukemia Virus FeLV-FAIDS (Alterações do subconjunto de linfócitos e determinantes virais da indução da doença da imunodeficiência pelo vírus da leucemia felina FeLV-FAIDS). *Journal of Virology*, *64*(11), 5465-5474.

Adams, P. W., Hebebrand, L. C., Hoover, E. A., Mathes, L. E., Nichols, W. S., Olsen, R. G., & Schaller, J. P. (1979). Propriedades imunossupressoras de um polipeptídeo de virião, uma proteína de 15.000 Dalton, do vírus da leucemia felina. *Cancer Reserach*, *39*(3), 950-955.

Aguilar B, J., Autran de M, H., Basurto A, F. J., Flores, J. I., García, F., Garza, F., . . . Lozano, I. G. (2019). Diretrizes de vacinação para a leucemia viral felina COLAVAC-México. *Vanguardia Veterinaria*(95), 50-52.

Ahmad, S., & Levy, L. S. (2010). A frequência de ocorrência e a natureza dos vírus recombinantes da leucemia felina na indução de linfoma multicêntrico por infeção do gato doméstico com FeLV-945. *Virologia*, *403*, 103-110.

Akira, S., & Uematsu, S. (2007). Toll-like Receptors and Type I Interferons. *Biological Chemistry*, *282*(21), 15319-15323.

Alsharifi, M., Müllbacher, A., & Regner, M. (2008). Respostas do interferão tipo I em infecções primárias e secundárias. *Immunology and Cell Biology* (86), 239-245.

Argyl, D., Bain, D., Dunham, S., Golder, M. C., Hanlon, L., Jarret, O., ... Onions, D. E. (2001). Feline Leukemia Virus DNA Vaccine Efficacy Is Enhanced by Coadministration with Interleukin-12 (IL-12) and IL-18 Expression Vectors. *Journal of Virology*, *75*, 8424-8433.

Aroch, I., Ofri, R., & Sutton, G. A. (2008). Manifestações oculares de doenças sistémicas. Em *Slatter's Fundamentals of Veterinary Ophthalmology* (*Fundamentos de Oftalmologia Veterinária de Slatter*) (pp. 374-418). Copyright

© 2008 Elsevier Inc. Todos os direitos reservados. https://doi.org/10.1016/b978-072160561-6.50021-6

Avallone, G., Boracchi, P., Caniatti, M., Forlani, A., Mortellaro, C. M., Roccabianca, P., & Santagostino, S. F. (2015). Linfoma do trato respiratório superior felino: local, cito-histologia, fenótipo, expressão de FeLV e prognóstico. *Veterinary pathology*, *52*(2), 250-259.

Ballesteros, N., Collado, V. M., Doménech, A., Escolar, E., Gomez-Lucia, E., Martin, S., ... Sanjosé, L. (2011). Utilização do interferão ómega recombinante na retrovirose felina: da teoria à prática. *Veterinary Immunology and Immunopathology*(143), 301-306.

Barret, K. E., Brooks, H., Boitano, S., & Barman, S. (2016). Imunidade, Intecção e Inflamação. Em K. E. Barret, H. Brooks, S. Boitano, & S. Barman (Eds.), *Ganong's Review Medical Physiology* (pp. 63-78). McGraw-Hill Education.

Benveniste, R. E., Sherr, C. J., & Todaro, G. J. (1975). Evolução dos genes virais do tipo C: origem do vírus da leucemia felina. *SCIENCE*, *190*, 886-888.

Benveniste, R. E., & Todaro, G. J. (1982). Gene transfer between eukaryotes. *SCIENCE*, *217*, 1202.

Beyaert, R., Staal, J., & Vercammen, E. (2008). Viral Infection and Activation of Innate Immunology by Toll-Like Recetor 3. *Clinical Microbiology Reviews*, *21*(1), 13-25.

Bjerve, K. S., Espevik, T., Kildahl-Andersen, O., & Nissen-Meyer, J. (1987). Effect of free fatty acids on the cytolytic activity of tumor necrosis fator/monocyte-derived cytotoxic fator. *Ata Pathol Microbiol Immunol Scand C*, *95*(1), 21-26. https://doi.org/10.1111/j.1699-0463.1987.tb00004.x

Brown, M. A., Cunningham, M. W., Johnson, W. E., O'Brien, S. J., Roca, A. L., & Troyer, J. L. (2008). Genetic Characterization of Feline Leukemia Virus from Florida Panthers (Caracterização genética do vírus da leucemia felina das panteras da Flórida). *Emerging Infectious Diseases (Doenças Infecciosas Emergentes)*, *14*, 252-259.

Browne, E. P. (2020). O papel dos receptores Toll-Like na infeção retroviral. *Microorganismos*, *8*(11). https://doi.org/10.3390/microorganisms8111787

Calle R, J. F., Fernandéz G, L., Morales Z, L. M., & Ruiz S, J. (2013). Vírus da leucemia felina: um patógeno atual que requer atenção na Colômbia. *Veterinaria y Zootecnia*, *7*(2), 117-138.

Cattori, V., Gomes-Keller, M. A., Hofmann-Lehmann, R., Julhs, C., Lutz, H., Meli, M. L., . . . Witting, B. (2011). O sistema imunitário antiviral inato do gato: Ferramentas moleculares para a medição do seu estado de ativação. *Veterinary Immunology and Immunopathology*, *143*(1-4), 209-281.

Cattori, V., Hofmann-Lehmann, R., Lutz, H., Niedererer, E., Pepin, A., Riond, B., . . . Willi, B. (2007a). Cellular segregation of feline leukemia provirus and viral RNA in leukocyte subsets of long-term experimentally infected cats. *Virus Research* (127), 9-16.

Cattori, V., Hofmann-Lehmann, R., Lutz, H., Niedererer, E., Pepin, A. C., Riond, B., ... Willi, B. (2007b). Cellular segregation of feline leukemia provirus and viral RNA in leukocyte subsets of long-term experimentally infected cats. *Virus Research*(127), 9-16.

Chang, H.-y., Gong, M.-j., Li, S.-f., Shao, J.-j., Xie, Y.-l., Zhao, F.-r., & Zhang, Y.-g. (2018). Interferons tipo I: atividades biológicas distintas e aplicações atuais para infeção viral. *Fisiologia Celular e Bioquímica*, *3*(51), 2377-2396.

Chiu, E. S., Hoover, E. A., & Vanderwoude, S. (2018). Exame restropectivo da caraterização do subgrupo de leucemia felina: Sequenciamento profundo do ensaio de interferência viral. *Vírus*, *10*(1), 1-12.

Colitz, C. M. (2005). Uveíte felina: diagnóstico e tratamento. *Clin Tech Small Anim Pract*, *20*(2), 117-120. https://doi.org/10.1053/j.ctsap.2004.12.016

Collado A, V. M. (2017). Efeito *in vitro* do tipo I na expressão do retrovírus felino e avaliação da sua aplicação terapêutica em gatos naturalmente infetados (Tese de doutoramento). In. Madrid: Universidade Complutense de Madrid.

Collado, V. M., Doménech, A., Escolar, E., Gómez-Lucía, E., Miró, G., Somsoles, M., & Tejerizo, G. (2007). Effect of type I interferons on the expression of feline leukaemia virus. *Veterinary Microbiology*, *123*, 180-186.

Collado, V. M., Doménech, A., Gómez-Lucía, E., & Miró, G. (2009). Efeito do Interferão Tipo I nos Retrovírus. *Vírus*, *1*(3), 545-573.

Copelan, E. A., Rinehart, J. J., Lewis, M., Mathes, L., Olsen, R., & Sagone, A. (1983). The mechanism of retrovirus suppression of human T cell proliferation in vitro. *J Immunol*, *131*(4), 2017-2020.

Cotter, S. M. (1992). Feline leukemia virus: pathophysiology, prevention, and treatment (Vírus da leucemia felina: fisiopatologia, prevenção e tratamento). *Cancer Invest*, *10*(2), 173-181. https://doi.org/10.3109/07357909209032778

Couto, C. G. (2000). Avanços no tratamento do gato com linfoma na prática. *J Feline Med Surg*, *2*(2), 95-100. https://doi.org/10.1053/jfms.2000.0079

Crawford, E. M., Davie, F., Jarret, W. F., & Martin, W. B. (1964). A Virus-like Particle associated with Leukaemia (Lymphosarcoma). *NATURE*, *202*, 567-568.

Day, M. J. (2012). *Imunologia clínica do cão e do gato* (Segunda ed.). Manson Publishing.

Day, M. J., & Schultz, R. D. (2014). *Imunologia veterinária - princípios e prática* (Segunda ed.). Grupo Taylor & Francis.

Delgado Rodríguez, M., & Llorca Díaz, J. (2004). Estudos longitudinais: conceito e particularidades. *Revista Española de Salud Pública*, *78*(2), 141-148.

Denner, J., Hübner, J., Jarret, O., Kurth, R., & Langhammer, S. (2010). Imunização com a proteína transmembranar de um retrovírus, o vírus da leucemia felina: Ausência de antigenemia após o desafio. *Antiviral Research* (89), 119-123.

Dezzutti, C. S., Wright, K. A., Lewis, M. G., Lafrado, L. J., & Olsen, R. G. (1989). Imunossupressão induzida pelo FeLV através de alterações na transdução de sinal: regulação negativa da proteína quinase C. *Veterinary Immunology and Immunopathology*, *21*(1), 55-67. https://doi.org/https://doi.org/10.1016/0165-2427(89)90130-X

Essex, M., Grant, C. K., Cotter, S. M., & Hardy, W. D. (1981, 1981///). Role of Viruses in the Etiology of Naturally Occurring Feline Leukemia. Modern Trends in Human Leukemia IV, Berlim, Heidelberg.

Favrot, C., Wilhelm, S., Grest, P., Meli, M. L., Hofmann-Lehmann, R., & Kipar, A. (2005). Dois casos de dermatoses associadas ao FeLV. *Vet Dermatol*, *16*(6), 407-412. https://doi.org/10.1111/j.1365-3164.2005.00480.x

Feschotte, C., & Gilbert, C. (2012). Vírus endógenos: percepções sobre a evolução viral e o impacto na biologia do hospedeiro. *Nature Reviews Genetics*, *13*, 283-296.

Flynn, J. N., Dunham, S. P., Watson, V., & Jarrett, O. (2002). Longitudinal analysis of feline leukemia virus-specific cytotoxic T lymphocytes: correlation with recovery from infection. *J Virol*, *76*(5), 2306-2315. https://doi.org/10.1128/jvi.76.5.2306-2315.2002

Flynn, J. N., Hanlon, L., & Jarrett, O. (2000). Feline leukaemia virus: protective immunity is mediated by virus-specific cytotoxic T lymphocytes. *Immunology*, *101*(1), 120-125. https://doi.org/10.1046/j.1365-2567.2000.00089.x

Folks, T. M., Clouse, K. A., Justement, J., Rabson, A., Duh, E., Kehrl, J. H., & Fauci, A. S. (1989). O fator de necrose tumoral alfa induz a expressão do vírus da imunodeficiência humana num clone de células T cronicamente infetado. *Proceedings of the National Academy of Sciences of the United States of America*, *86*(7), 2365-2368. https://doi.org/10.1073/pnas.86.7.2365

Ford, R. B., Gaskell, R. M., Hartmann, K., Hurley, K. F., Lappin, M. R., Levy, J. K., . . Sparkes, A. H. (2013). Relatório do Painel Consultivo de Vacinação Felina da AAFP 2013. (15), 785-808.

Frymus, T. (2017). *Imunidade de origem materna e vacinação*. Recuperado em 30/11/2020 de http://www.abcdcatsvets.org/maternally-derived-immunity-and-vaccination/

Fujino, Y., Ohno, K., & Tsujimoto, H. (2008). Patogénese molecular dos tumores malignos induzidos pelo vírus da leucemia felina: mutagénese de inserção. *Veterinary Immunology and Immunopathology*(123), 138-143.

Gasper, P. W., Hoover, E. A., Mullins, J. I., & Quackenbush, S. L. (1987). Experimental Transmission and Pathogenesis of Immunodeficiency Syndrome in Cats (Transmissão Experimental e Patogénese da Síndrome de Imunodeficiência em Gatos). *Blood*, *70*(6), 1880-1892.

Gelain, M. E., Antoniazzi, E., Bertazzolo, W., Zaccolo, M., & Comazzi, S. (2006). Leucemia eosinofílica crónica num gato: caraterísticas citoquímicas e imunofenotípicas. *Vet Clin Pathol*, *35*(4), 454-459. https://doi.org/10.1111/j.1939-165x.2006.tb00164.x

Ginel Pérez, D. I., Maldonado Rivas, R., & Camacho Quesada, M. S. (1996). Doenças de imunossupressão associadas ao vírus da leucemia felina. *Clinica Veterinaria de Pequeños Animales*, *16*(3), 142-164.

Glick, A. D., Horn, R. G., & Holscher, M. (1978). Caracterização da glomerulonefrite felina associada a neoplasias hematopoiéticas induzidas por vírus. *Am J Pathol*, *92*(2), 321-332.

Goh, C. R. (1990). Tumour necrosis factors in clinical practice (Factores de necrose tumoral na prática clínica). *Annals of the Academy of Medicine, Singapura*, *19*(2), 235-239.

Grant, C., Kipar, A., Kremendahl, J., Reinacher, M., & von Bothmer, I. (2000). Expression of Viral Proteins in Feline Leukemia Virus-associated Enteritis (Expressão de proteínas virais na enterite associada ao vírus da leucemia felina). *Veterinary Pathology*, *37*(2), 129-132.

Grosenbaugh, D. A., Frances-Duvert, V., Abedi, S., Feilmeier, B., Ru, H., & Poulet, H. (2017). Eficácia de uma vacina recombinante de FeLV sem adjuvante e duas vacinas inativadas de FeLV quando sujeitas a condições consistentes de desafio virulento de FeLV. *Biologicals*, *49*, 76-80. https://doi.org/10.1016/j.biologicals.2016.10.004

Gross, T. L., Clark, E. G., Hargis, A. M., Head, L. L., & Hainesh, D. M. (1993). Dermatose de células gigantes em gatos positivos para FeLV. *Veterinary Dermatology*, *4*(3), 117-122. https://doi.org/10.1111/j.1365-3164.1993.tb00204.x

Guliukina, I. A., Kucheruk, O. D., Komina, A. K., Zaberezhny, A. D., & Zhukovaand, E. V. (2019). Diversidade genética do vírus da leucemia felina. *Série OP Conf.: Ciências da Terra e do Ambiente*, *315*, 1-4.

Guven, H., Konstantinidis, K. V., Alici, E., Aints, A., Abedi-Valugerdi, M., Christensson, B., ... Dilber, M. S. (2005). Transferência eficiente de genes para células assassinas naturais humanas primárias por transdução retroviral. *Experimental*

Hematology, *33*(11), 1320-1328. https://doi.org/https://doi.org/10.1016/j.exphem.2005.07.006

Harbour, D. A., Gunn-Moore, D. A., Gruffydd-Jones, T. J., Caney, S. M., Bradshaw, J., Jarrett, O., & Wiseman, A. (2002). A proteção contra o desafio oronasal com o vírus virulento da leucemia felina dura pelo menos 12 meses após um curso primário de imunização com a vacina Leukocell 2. *Vaccine*, *20*(23-24), 2866-2872. https://doi.org/10.1016/s0264-410x(02)00237-2

Hardy, W. (1993). Feline Oncoretroviruses. Em *The retroviridae* (Vol. 2, pp. 109-180).

Hardy, W. D. (1981). Hematopoietic tumors of cats. *Journal of the American Animal Hospital Association*, *17*(6), 921-940.

Hardy, W. D. (1982). Immunopathology Induced by the Feline Leukemia Virus (Imunopatologia induzida pelo vírus da leucemia felina). *Springer Seminars in Immunopathology*, *5*(1), 75-106.

Hardy, W. D., Hess, P. W., MacEwen, E. G., McClelland, A. J., Zuckerman, E. E., Essex, M., ... Jarrett, O. (1976). Biology of Feline Leukemia Virus in the Natural Environment (Biologia do vírus da leucemia felina no ambiente natural). *Cancer Research*, *36*(2 Part 2), 582.

Harris, D. T., Cianciolo, G. J., Snyderman, R., Argov, S., & Koren, H. S. (1987). Inibição da atividade das células assassinas naturais humanas por um péptido sintético homólogo a uma região conservada na proteína retroviral, p15E. *The Journal of Immunology*, *138*(3), 889-894. https://doi.org/10.4049/jimmunol.138.3.889

Hartman, K., & Sykes, J. E. (2014). Infeção pelo vírus da leucemia felina. Em J. E. Sykes (Ed.), *Doenças Infecciosas Caninas e Felinas (*1ª ed., pp. 224-238). Saunders.

Hartmann (2012a). Aspectos clínicos dos retrovírus felinos: uma revisão. *Viruses*, *4*(11), 2684-2710. https://doi.org/10.3390/v4112684

Hartmann (2012b). Infeção pelo vírus da leucemia felina. Em C. E. Greene & J. E. Sykes (Eds.), *Doenças Infecciosas do Cão e do Gato* (4ª ed., pp. 108-135). Saunders.

Hartmann, K. (1998). Infeção pelo vírus da imunodeficiência felina: uma visão geral. *Veterinary journal (Londres, Inglaterra: 1997)*, *155*(2), 123-137. https://doi.org/10.1016/s1090-0233(98)80008-7

Hartmann, K. (2014). Infeção pelo vírus da leucemia felina. Em J. E. Sykes (Ed.), *Doenças Infecciosas Caninas e Felinas (*4ª ed., pp. 108-136). Saunders.

Hartmann, K., & Hofmann-Lehmann, R. (2020). O que há de novo na infeção pelo vírus da leucemia felina. *Clínicas Veterinárias: Clínica de Pequenos Animais*, *50*(5), 1013-1036. https://doi.org/10.1016/j.cvsm.2020.05.006

Hause, W. R., Hoover, E. A., Olsen, R. G., Rojko, J. L., & Schaller, J. P. (1979). Deteção do vírus da leucemia felina em parafina em tecidos de imunofluorescência de gatos Procedimento. *Journal of the National Cancer Institute* (61), 1315-1321.

Heredia, J. M. (2019). Fisiopatogénese da leucemia viral felina. *Vanguardia veterinaria*(95), 8-10.

Hernández, J. C., Montoya, C. J., & Urcuqui-Inchima, S. (2007). Papel dos receptores toll-like nas infecções virais: HIV-1 como modelo. *Biomedico*, *27*(2), 280-293.

Higgins, J., Hübscher, U., Lutz, H., Pedersen, N., Theilen, G., & Troy, F. A. (1980). Humoral Immune Reactivity to Feline Leukemia Virus and Associated Antigens in Cats Naturally Infected with Feline Leukemia Virus. *Cancer Reseach*, *40*, 3642-3651.

Higgins, R. J., Hinrinchs, S. H., D, S. M., Smith, M. O., & Torten, M. (1990). Expressão retroviral do tipo C em neuroblastomas olfactivos felinos espontâneos. *Ata Neuropathologica*, *80*(5), 547-583.

Hofmann-Lehmann, R., & Hartmann, K. (2020). Infeção pelo vírus da leucemia felina: uma abordagem prática ao diagnóstico. *J Feline Med Surg*, *22*(9), 831-846. https://doi.org/10.1177/1098612x20941785

Hoover, E. A., Mathiason, C. K., & Torres, A. N. (2005). Reexame do vírus da leucemia felina: relações com o hospedeiro usando PCR em tempo real. *Virology*, *332*(1), 272-283.

Hoover, E. A., Rojko, J. L., Wilson, P. L., & Olsen, R. G. (1981). Determinantes da suscetibilidade e resistência à infeção pelo vírus da leucemia felina. I. Role of macrophages. *J Natl Cancer Inst*, *67*(4), 889-898. https://doi.org/10.1093/jnci/67.4.889

Horzinek, M. C. (1988). Feline Acquired Immunodeficiency Syndromes. In A. C. Beynen & H. A. Solleveld (Eds.), *New Developments in Biosciences: Their Implications for Laboratory Animal Science: Proceedings of the Third Symposium of the Federation of European Laboratory Animal Science Associations, held in Amsterdam, The Netherlands, 1-5 June 1987* (pp. 11-15). Springer Netherlands. https://doi.org/10.1007/978-94-009-3281-4_3

Jackson, M., Kipar, A., Kremendahl, J., & Reinacher, M. (2001). Comparative Examination of Cats with Feline Leukemia Virus-associated Enteritis and Other Relevant Forms of Feline Enteritis (Exame comparativo de gatos com enterite associada ao vírus da leucemia felina e outras formas relevantes de enterite felina). *Veterinary pathology*, *38*(4), 359-371.

Jarret, O., & Russell, P. H. (1978). The occurrence of feline leukaemia virus neutralizing antibodies in cats (A ocorrência de anticorpos neutralizantes do vírus da leucemia felina em gatos). *International Journal of Cancer* (22), 351-357.

Jarrett, O., & Ganière, J. P. (1996). Estudos comparativos da eficácia de uma vacina recombinante contra o vírus da leucemia felina. *Vet Rec*, *138*(1), 7-11. https://doi.org/10.1136/vr.138.1.7

Jarrett, W., Jarrett, O., Mackey, L., Laird, H., Hardy, W., Jr., & Essex, M. (1973). Horizontal Transmission of Leukemia Virus and Leukemia in the Cat. *JNCI: Journal of the National Cancer Institute*, *51*(3), 833-841. https://doi.org/10.1093/jnci/51.3.833

Kashiwa, H., Wright, S. C., & Bonavida, B. (1987). Regulação da maturação e diferenciação das células B. I. Supressão da diferenciação de células B induzida por mitogénio de pokeweed pelo fator de necrose tumoral (TNF). *J Immunol*, *138*(5), 1383-1390.

Khan, K. N. M. (1992). Papel do microambiente da medula óssea na patogénese da aplasia eritroide induzida pelo vírus da leucemia felina.

Khan, K. N. M., Kociba, G. J., & Wellman, M. L. (1993). Tropismo de macrófagos do vírus da leucemia felina (FeLV) do subgrupo C e aumento da produção do fator de necrose tumoral-α por macrófagos infectados com FeLV. *Blood*, *81*(10), 2585-2590. https://doi.org/https://doi.org/10.1182/blood.V81.10.2585.2585

Kobilinsky, L., Hardy, W. D., Jr., Ellis, R., Witkin, S. S., & Day, N. K. (1980). Ativação in vitro do complemento felino pelo vírus da leucemia felina. *Infect Immun*, *29*(1), 165-170. https://doi.org/10.1128/iai.29.1.165-170.1980

Kooistra, L. H., & Splitter, G. A. (1985). Killer cells of feline leukemia virus- and feline sarcoma virus-infected transformed cells: The role of NK, ADCC, and in vitro generated cytotoxic cells. *Cellular Immunology*, *94*(2), 466-479. https://doi.org/https://doi.org/10.1016/0008-8749(85)90271-0.

Krause, C. D., Pestka, S., & Walter, M. R. (2004). Interferões, citocinas do tipo interferão e seus receptores. *Immunological Reviews*, *202*, 8-32.

Lafrado, L. J., & Olsen, R. G. (1986). Demonstração da função de leucócitos polimorfonucleares deprimidos em gatos não virêmicos infectados com FeLV. *Cancer Invest*, *4*(4), 297-300. https://doi.org/10.3109/07357908609017509

Langhammer, S., Fiebig, U., Kurth, R., & Denner, J. (2005). Neutralising antibodies against the transmembrane protein of feline leukaemia virus (FeLV). *Vaccine*, *23*(25), 3341-3348. https://doi.org/10.1016/j.vaccine.2005.01.091

Langhammer, S., Fiebig, U., Kurth, R., & Denner, J. (2011). Aumento da resposta de anticorpos neutralizantes após imunização simultânea com leucogénio e a proteína transmembrana do vírus da leucemia felina. *Intervirology*, *54*(2), 78-86. https://doi.org/10.1159/000318892

Langhammer, S., Hübner, J., Kurth, R., & Denner, J. (2006). Anticorpos neutralizantes do vírus da leucemia felina (FeLV) em gatos imunizados com a proteína transmembrana do envelope p15E. *Immunology*, *117*(2), 229-237. https://doi.org/10.1111/j.1365-2567.2005.02291.x

Leal, R. O., & Gil, S. (2016). A Utilização da Terapia com Interferão Ómega Felino Recombinante como Imunomodulador em Gatos Naturalmente Infectados com o Vírus da Imunodeficiência Felina: Novas Perspectivas. *Ciências Veterinárias, 3*(4).

Lehmann, R., Joller, H., Haagmans, B. L., & Lutz, H. (1992). Tumor necrosis fator alpha levels in cats experimentally infected with feline immunodeficiency virus: effects of immunization and feline leukemia virus infection. *Vet Immunol Immunopathol, 35*(1-2), 61-69. https://doi.org/10.1016/0165-2427(92)90121-6

Levy, L. S. (2008). Avanços na compreensão dos determinantes moleculares da patologia do FeLV. *Veterinary immunology and immunopathology*(123), 14-22.

Lewis, M. G., Kociba, G. J., Rojko, J. L., Stiff, M. I., Haberman, A. B., Velicer, L. F., & Olsen, R. G. (1985). Retroviral-associated eosinophilic leukemia in the cat. *Am J Vet Res, 46*(5), 1066-1070.

Linenberger, M. L., & Deng, T. (1999). The effects of feline retroviruses on cytokine expression. *Veterinary Immunology and Immunopathology, 72*(3), 343-368. https://doi.org/https://doi.org/10.1016/S0165-2427(99)00147-6

Little, S., Levy, J., Hartmann, K., Hofmann-Lehmann, R., Hosie, M., Olah, G., & Denis, K. S. (2020). Diretrizes de teste e gerenciamento de retrovírus felino da AAFP 2020. *J Feline Med Surg, 22*(1), 5-30. https://doi.org/10.1177/1098612x19895940

Littwitz-Salomon, E., Dittmer, U., & Sutter, K. (2016). Respostas insuficientes de células natural killer contra retrovírus: como melhorar a morte de células NK de células infectadas por retrovírus. *Retrovirologia, 13*(1), 77. https://doi.org/10.1186/s12977-016-0311-8

Littwitz-Salomon, E., Malyshkina, A., Schimmer, S., & Dittmer, U. (2018). A atividade citotóxica das células assassinas naturais é suprimida pelas células T reguladoras IL-10 (+) durante a infeção retroviral aguda. *Front Immunol, 9*, 1947. https://doi.org/10.3389/fimmu.2018.01947. https://doi.org/10.3389/fimmu.2018.01947

Luaces, I., Doménech, A., García-Montijano, M., Collado, V. M., Sánchez, C., German, T., . . . Gómez-Lucía, E. (2008). Deteção do vírus da leucemia felina no lince ibérico (*Lynx Pardinus*) ameaçado de extinção. *J Vet Diagn Invest, 20*, 381-385.

Lähdevirta, J., Maury, C. P., Teppo, A. M., & Repo, H. (1988). Elevated levels of circulating cachectin/tumor necrosis fator in patients with acquired immunodeficiency syndrome. *Am J Med, 85*(3), 289-291. https://doi.org/10.1016/0002-9343(88)90576-1

López-Goñi, I. (2015). Somos o que somos porque somos vírus e bactérias: o impacto dos microorganismos endógenos na biologia do hospedeiro. *NACC. Bioloxia*, *22*, 15-21.

Mach, B., Steimle, V., Martinez-Soria, E., & Reith, W. (1996). REGULAÇÃO DOS GENES DO MHC CLASSE II: Lições de uma doença. *Annual Review of Immunology*, *14*(1), 301-331. https://doi.org/10.1146/annurev.immunol.14.1.301

Malinowski, C. (2006). Neoplasia nasal canina e felina. *Clinical Techniques in Small Animal Practice*, *21*(2), 89-94. https://doi.org/https://doi.org/10.1053/j.ctsap.2005.12.016

Mathes, L. E., Olsen, R. G., Hebebrand, L. C., Hoover, E. A., Schaller, J. P., Adams, P. W., & Nichols, W. S. (1979). Propriedades imunossupressoras de um polipeptídeo de virião, uma proteína de 15.000 Dalton, do vírus da leucemia felina. *Cancer Research*, *39*(3), 950.

Maury, C. P., & Lähdevirta, J. (1990). Correlação dos níveis séricos de citocinas com anormalidades hematológicas na infeção pelo vírus da imunodeficiência humana. *J Intern Med*, *227*(4), 253-257. https://doi.org/10.1111/j.1365-2796.1990.tb00154.x

Mims, C. A. (1964). ASPECTOS DA PATOGÉNESE DAS DOENÇAS VIRAIS. *Bacteriological reviews*, *28*(1), 30-71.

Mizayawa, T. (2002). Feline leukemia virus and Feline Immunodeficiency virus. *Frontiers in Bioscience: a journal and virtual library*, *4*(7), 504-518.

Modiano, J. F. (2013). A etiologia do cancro. Em *oncologia clínica de pequenos animais de Withrow & MacEwen* (5ª ed., pp. 1-26). Saunders.

Mogensen, S. C. (1979). Role of macrophages in natural resistance to virus infections. *Microbiological reviews*, *43*(1), 1-26.

Montaraz C, J. A. (2012). Imunidade inata. Em *Introdução à Imunologia* (2ª ed., pp. 19-30). UNAM Cuautitlán.

MSD (2023). *NOBIVAC® FELINE 2-FeLV*. Obtido em 9 de março de https://www.msd-salud-animal.mx/productos/nobivac-feline-2-felv-2/

Murphy, B. (2016). Retroviridae. Em E. J. Dubovi & J. N. MacLachlan (Eds.), *Virologia Veterinária de Fenner* (pp. 270-297). Academic Press.

Nagata, M., & Rosenkrantz, W. (2013). Dermatoses virais cutâneas em cães e gatos. *Compend Contin Educ Vet*, *35*(7), E1.

Neil, J. C. (2010). Vírus da Leucemia e do Sarcoma Felino. Em B. W. Mahy & M. H. Regenmortel (Eds.), *Desk encyclopedia of animal and bacterial virology* (pp. 283-287). Elsevier.

News, B. (2019). Leucemia felina. *Veterinary Vanguard*, *95*, 42-44.

O'Neil, L. L., Burkhard, M. J., & Hoover, E. A. (1996). Transmissão perinatal frequente do vírus da imunodeficiência felina por gatos cronicamente infectados. *Journal of virology*, *70*(5), 2894-2901. https://doi.org/10.1128/JVI.70.5.2894-2901.1996

Odeh, M. (1990). O papel do fator de necrose tumoral alfa na síndrome da imunodeficiência adquirida. *J Intern Med*, *228*(6), 549-556. https://doi.org/10.1111/j.1365-2796.1990.tb00278.x

Ogilvie, G. K., Tompkins, M. B., & Tompkins, W. A. F. (1988). Aspectos clínicos e imunológicos da imunossupressão induzida pelo FeLV. *Veterinary Microbiology*, *17*(3), 287-296. https://doi.org/https://doi.org/10.1016/0378-1135(88)90070-3

Orosz, C. G., Zinn, N. E., Olsen, R. G., & Mathes, L. E. (1985). Imunossupressão mediada por retrovírus. II. O FeLV-UV altera o comportamento dos linfócitos T murinos in vitro, prejudicando reversivelmente a secreção de linfocinas. *J Immunol*, *135*(1), 583-590.

Pacitti, A. M., Jarrett, O., & Hay, D. (1986). Transmission of feline leukaemia virus in the milk of a non-viraemic cat. *Vet Rec*, *118*(14), 381-384. https://doi.org/10.1136/vr.118.14.381

Palmero, M. L., & Carballés Pérez, V. (2010). Feline leukaemia. Em *Doenças infecciosas dos felinos* (pp. 5-90). SERVET.

Paoletti, E. (1996). Aplicações de vectores de vírus da varíola à vacinação: uma atualização. *Proceedings of the National Academy of Sciences*, *93*(21), 11349-11353. https://doi.org/10.1073/pnas.93.21.11349

Patel, M., Carritt, K., Lane, J., Jayappa, H., Stahl, M., & Bourgeois, M. (2015). Eficácia comparativa da vacina de vírus inteiro inativado do vírus da leucemia felina (FeLV) e da vacina vetorizada pelo vírus Canarypox durante o desafio virulento do FeLV e a imunossupressão. *Clinical and Vaccine Immunology*, *22*(7), 798-805. https://doi.org/10.1128/CVI.00034-15

Pedersen, N. C. (1993). Immunogenicity and efficacy of a commercial feline leukemia virus vaccine (Imunogenicidade e eficácia de uma vacina comercial contra o vírus da leucemia felina). *J Vet Intern Med*, *7*(1), 34-39. https://doi.org/10.1111/j.1939-1676.1993.tb03166.x

Porras M, R. (2007). Papel das citocinas na infeção pelo vírus da leucemia felina. In (Vol. 1, pp. 584-596). Madrid: Revistas Complutense de Ciencias Veterinarias.

Poulet, H., Brunet, S., Boularand, C., Guiot, A. L., Leroy, V., Tartaglia, J., ... Desmettre, P. (2003). Eficácia de uma vacina contra a leucemia felina com vetor do vírus do canarypox [https://doi.org/10.1136/vr.153.5.141]. *Veterinary Record*, *153*(5), 141-145. https://doi.org/https://doi.org/10.1136/vr.153.5.141

Puig-Basagoti, F., & Saíz, J. C. (2001). Replicons subgenómicos do vírus da hepatite C (HCV): novas expectativas para a profilaxia e o tratamento da hepatite C. *Gastroenterology and Hepatology*, *24*(10), 506-510.

Quiroz, J. (2019). Alterações oculares relacionadas ao vírus da leucemia viral felina. *Vanguardia veterinaria*(95), 32-34.

Ramírez, H., Autran, M., García, M. M., Carmona, M., Rodríguez, C., & Martínez, H. A. (2016). Genotipagem do vírus da leucemia felina em gatos domésticos mexicanos. *Arch Virol*, *161*(4), 1039-1045. https://doi.org/10.1007/s00705-015-2740-4

Rees, C. A., & Goldschmidt, M. H. (1998). Corno cutâneo e carcinoma de células escamosas in situ (doença de Bowen) num gato. *J Am Anim Hosp Assoc*, *34*(6), 485-486. https://doi.org/10.5326/15473317-34-6-485

Reinacher, M. (1989). Doenças Associadas à Infeção Espontânea pelo Vírus da Leucemia Felina (FeLV) em Gatos. *Veterinary Immunology and Immunopathology* (21), 85-95.

Rideout, B. A., Moore, P. F., & Pedersen, N. C. (1992). Persistent upregulation of MHC Class II antigen expression on T-lymphocytes from cats experimentally infected with feline immunodeficiency virus. *Veterinary Immunology and Immunopathology*, *35*(1), 71-81. https://doi.org/https://doi.org/10.1016/0165-2427(92)90122-7

Rojko, J. L., Hoover, E. A., Mathes, L. E., Olsen, R. G., & Schaller, J. P. (1979). Patogénese da infeção experimental pelo vírus da leucemia felina. *J Natl Cancer Inst*, *63*(3), 759-768. https://doi.org/10.1093/jnci/63.3.759

Rojko, J. L., Hoover, E. A., Quackenbush, S. L., & Olsen, R. G. (1982). Reativação da infeção latente pelo vírus da leucemia felina. *Nature*, *298*(5872), 385-388. https://doi.org/10.1038/298385a0

Rossi, F., Aresu, L., Martini, V., Trez, D., Zanetti, R., Coppola, L. M., ... Zini, E. (2019). Glomerulonefrite por complexo imune em gatos: um estudo retrospetivo baseado em dados clínico-patológicos, histopatologia e caraterísticas ultraestruturais. *BMC Veterinary Research*, *15*(1), 303. https://doi.org/10.1186/s12917-019-2046-y. https://doi.org/10.1186/s12917-019-2046-y.

Schubach, T. M., Schubach, A., Okamoto, T., Barros, M. B., Figueiredo, F. B., Cuzzi, T., ... Wanke, B. (2004). Avaliação de uma epidemia de esporotricose em gatos: 347 casos (1998-2001). *J Am Vet Med Assoc*, *224*(10), 1623-1629. https://doi.org/10.2460/javma.2004.224.1623.

Schultz, R. D., Scott, F. W., Duncan, J. R., & Gillespie, J. H. (1974). Feline immunoglobulins. *Infection and immunity*, *9*(2), 391-393. https://doi.org/10.1128/IAI.9.2.391-393.1974

Scott, F. W., Csiza, C. K., & Gillespie, J. H. (1970). Maternally derived immunity to feline panleukopenia. *J Am Vet Med Assoc*, *156*(4), 439-453.

Sehn, J. K. (2015). Inserções e deleções (Indels). Em S. Kulkarni & J. Pfeifer (Eds.), *Clinical Genomics* (1ª ed., pp. 130-148). Academic Press.

Sellon, R. K., Jordan, H. L., Kennedy-Stoskopf, S., Tompkins, M. B., & Tompkins, W. A. (1994). O vírus da imunodeficiência felina pode ser transmitido experimentalmente através do leite durante uma infeção materna aguda. *J Virol*, *68*(5), 3380-3385. https://doi.org/10.1128/jvi.68.5.3380-3385.1994

Sen, G. C. (2001). Viruses and Interferons. *Revisão Anual de Microbiologia*, *55*, 255-281.

Sharifi, H., Nassiri, S. M., Esmaelli, H., & Khoshnegah, J. (2007). Eosinophilic leukaemia in a cat. *Journal of Feline Medicine & Surgery*, *9*(6), 514-517. https://doi.org/https://doi.org/10.1016/j.jfms.2007.05.004

Sherwin, S. A., Benveniste, R. E., & Todaro, G. J. (1978). Complement-mediated lysis of type-C virus: effect of primate and human sera on various retroviruses. *Int J Cancer*, *21*(1), 6-11. https://doi.org/10.1002/ijc.2910210103

Souza, H., Da Costa, F., Dorigon, O., Damico, C., & Brito, M. (2010). Múltiplos cornos cutâneos nas patas de um gato persa *Ciência Rural*, *40*, 678-681.

St Denis, K. A. (2022). Doença do vírus da leucemia felina. *MSD Manual Veterinary manual*.

Stone, A. E., Brummet, G. O., Carozza, E. M., Kass, P. H., Petersen, E. P., Sykes, J., & Westman, M. E. (2020). Diretrizes de vacinação felina da AAHA / AAFP para 2020. *J Feline Med Surg*, *22*(9), 813-830. https://doi.org/10.1177/1098612x20941784

Stützer, B., Müller, F., Majzoub, M., Lutz, H., Greene, C. E., Hermanns, W., & Hartmann, K. (2010). Papel da infeção latente pelo vírus da leucemia felina nas citopenias não regenerativas dos gatos. *J Vet Intern Med*, *24*(1), 192-197. https://doi.org/10.1111/j.1939-1676.2009.0417.x

Sánchez Pacheco, A. (2019). Vacinação contra a leucemia viral felina. *Vanguardia veterinaria*(95), 46-48.

Tuomari, D. L., Olsen, R. G., Singh, V. K., & Kraut, E. H. (1984). Deteção de complexos imunes circulantes por um Clq/proteína A-ELISA durante as fases pré-neoplásicas da infeção pelo vírus da leucemia felina. *Veterinary Immunology and Immunopathology*, *7*(3), 227-238. https://doi.org/https://doi.org/10.1016/0165-2427(84)90081-3

Vega Robledo, G. B. (2009). Complexo maior de histocompatibilidade. *Revista de la Facultad de Medicina UNAM*, *52*(2), 86-88.

Vieira, V. A., Herbert, N., Cromhout, G., Adland, E., & Goulder, P. (2022). Papel dos linfócitos T citotóxicos e da imunidade das células Natural Killer no início da vida na cura / remissão do HIV pediátrico na era da terapia antirretroviral [revisão]. *Fronteiras em Imunologia*, *13*.

Wardini, A. B., Guimarães-Costa, A. B., Nascimento, M. T., Nadaes, N. R., Danelli, M. G., Mazur, C., ... Pinto-da-Silva, L. H. (2010). Caracterização das armadilhas extracelulares de neutrófilos em gatos naturalmente infectados pelo vírus da leucemia felina. *J Gen Virol*, *91*(Pt 1), 259-264. https://doi.org/10.1099/vir.0.014613-0

Welsh, R. M., Jr., Jensen, F. C., Cooper, N. R., & Oldstone, M. B. (1976). Inativação da lise dos oncornavírus pelo soro humano. *Virology*, *74*(2), 432-440. https://doi.org/10.1016/0042-6822(76)90349-4

Willet, B. J., & Hoise, M. J. (2013). Vírus da leucemia felina: meio século desde a sua descoberta. *The Veterinary Journal*, *195*, 16-23.

Wonderling, R., Powell, T., Baldwin, S., Morales, T., Snyder, S., Keiser, K., ... Milhausen, M. (2002). Clonagem, expressão, purificação e atividade biológica de cinco interferões felinos do tipo I. *Veterinary Immunology and Immunopathology*, *89*(1), 13-27. https://doi.org/https://doi.org/10.1016/S0165-2427(02)00188-5.

Wooley, D. P., Peterson, K. T., Taylor, R. J., Paul, C. C., & Baumann, M. A. (2000). Infeção produtiva dependente da estirpe de uma linha celular eosinofílica única pelo vírus da imunodeficiência humana tipo 1. *AIDS Res Hum Retroviruses*, *16*(14), 1405-1415. https://doi.org/10.1089/08892220050140955

Yasmin, A. P., Melissa, J. B., Julie, K. L., Michael, M., Natascha, T. H., Brian, J. W., & Margaret, J. H. (2021). Medindo a resposta imune humoral em gatos expostos ao vírus da leucemia felina [artigo]. *Viruses*, *13*(428), 428-428. https://doi.org/10.3390/v13030428

Yuhki, N., Mullikin, J. C., Beck, T., Stephens, R., & O'Brien, S. J. (2008). Sequências, Anotação e Polimorfismo de Nucleotídeo Único do Complexo Principal de Histocompatibilidade no Gato Doméstico. *PLOS ONE*, *3*(7), e2674. https://doi.org/10.1371/journal.pone.0002674

Zachary, J. F. (2012). Mecanismos de infecções microbianas. Em D. McGavin & J. F. Zachary (Eds.), *Pathologic Basis of Veterinary Disease* (5ª ed., pp. 147-240). Mosby, Inc.

Zachary, J. F. (2017). Mecanismos de infecções microbianas. Em J. F. Zachary (Ed.), *Pathologic Basis of Veterinary Disease* (6ª ed., pp. 132-241). Elsevier.

Zoetis (2023). *Vacina contra a leucemia viral felina Leukocell® 2*. Obtido em 5 de março de https://www.zoetis.mx/products/gatos/leukocell-2.aspx

Zucali, J. R., Broxmeyer, H. E., Dinarello, C. A., Gross, M. A., & Weiner, R. S. (1987). Regulation of early human hematopoietic (BFU-E and CFU-GEMM) progenitor cells in vitro by interleukin 1-induced fibroblast-conditioned medium. *Blood*, *69*(1), 33-37.

AGRADECIMENTOS

A presente revisão foi supervisionada por diferentes especialistas na área da Virologia, genética e Biologia Molecular, bem como especialistas em Patologia Sistémica veterinária: Drs. Vianey Ramirez Andoney, Alejandro Vargas Ruiz, Ernesto Marin Flamand e Humberto Alejandro Martinez Rodriguez.

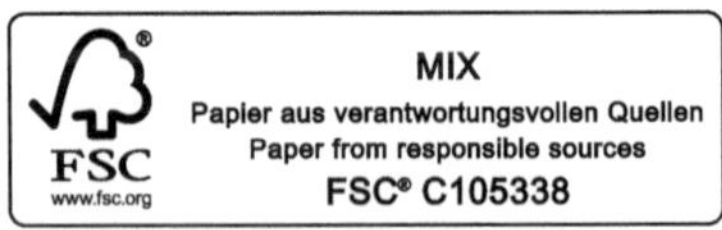

Printed by Books on Demand GmbH, Norderstedt / Germany